河北省社会科学基金项目

《河北省家庭医生签约服务绩效评价、影响因素及改善策略》

课题号 HB19RK003

家庭医生签约服务及其绩效评价研究

刘　磊　晏晓波　吴　爽◎著

U0316075

中国纺织出版社有限公司

内 容 提 要

本书以家庭医生签约服务为研究对象，首先对家庭医学、家庭医生和家庭医疗进行简要分析，其次对家庭签约服务的功能进行了介绍，并对家庭医生签约服务的绩效评价与指标体系构建，以及签约服务质量提升策略进行了全面剖析，最后给出了家庭医生签约服务的结论与建议。

图书在版编目（CIP）数据

家庭医生签约服务及其绩效评价研究 / 刘磊，晏晓波，吴爽著. -- 北京：中国纺织出版社有限公司，2022.11

ISBN 978-7-5180-9945-0

Ⅰ．①家… Ⅱ．①刘… ②晏… ③吴… Ⅲ．①家庭医学—卫生服务—研究—中国 Ⅳ．① R499

中国版本图书馆 CIP 数据核字（2022）第 192585 号

责任编辑：史 岩　　责任校对：高 涵　　责任印制：储志伟

中国纺织出版社有限公司出版发行
地址：北京市朝阳区百子湾东里A407号楼　邮政编码：100124
销售电话：010—67004422　传真：010—87155801
http://www.c-textilep.com
中国纺织出版社天猫旗舰店
官方微博 http://weibo.com/2119887771
天津千鹤文化传播有限公司印刷　各地新华书店经销
2022年11月第1版第1次印刷
开本：710×1000　1/16　印张：13.5
字数：212千字　定价：99.00元

◆ 前　言

21世纪以来，我国人口老龄化程度加深，慢性病患者增加，"看病难、看病贵"问题突出。为推动分级诊疗，使基层医疗卫生机构把好转诊的"大门"，我国建立了家庭医生签约服务制度，形成了规范的家庭医生签约服务体系。推进家庭医生签约服务是强化基层医疗卫生服务网络功能、在新形势下更好地维护人民群众健康的重要途径，通过对居民全方位、全周期的健康管理，促进医疗卫生服务模式从原来的以疾病为中心转变为以人为中心，对建设分级诊疗制度，构建和谐医患关系具有重要意义，是实现"人人享有健康"的有效路径。

目前，全球已有50多个国家和地区推行家庭医生制度。国际经验表明，建立家庭医生制度，让全科医生作为居民健康的"守门人"，对维护居民健康、节省医疗费用、提高服务质量具有重要的作用。家庭医生制度的实施，不仅有利于转变现有医疗服务模式，推动医疗卫生工作重心下移、资源下沉，更重要的是让群众拥有健康"守门人"，增强群众对改革的获得感。实行家庭医生签约服务，不但可增强医务人员的责任意识、凸显以健康为中心的服务理念、密切与社区居民的联系，同时对社区首诊、定点就诊、分级诊疗等政策目标的实现具有重要的促进作用。

目前，虽然我国所有区（县）已开展家庭医生签约服务工作，但对家庭医生签约服务工作的实施尚未形成一套完整、科学、规范的绩效评价指标体系。现行的社区卫生服务绩效考核制度中绩效考核指标设计存在一定的弊端，难以充分调动医务人员的积极性和潜能。随着社区卫生服务改革的深入，社区卫生服务中心现有的配套管理方案已经无法适应家庭医生制度下的考核机制。家庭医生签约服务的绩效评价一直是我国家庭医生模式探索的重点内容。因此，笔者写作了《家庭医生签约服务及其绩效评价研究》一书，本书以家庭医生签约服务为研究对象，首先，对家庭医学、家庭医生和家庭医疗进行简要分析；其次，对家庭医生签约服务的功能进行介绍，在此基础上对家庭医生签约服务的提供主体、政策分析、工作现状与优化路径、配置优化与激励机制等内容进行深入分析与探讨；接着对家庭医生签约服务的绩效评价与指标体系构建及签约服务质量提升策略进行全面剖析；最后，给出家庭医生签约服务的结论与建议。

本书结构严谨，内容丰富，将理论与实践相结合，具有很高的学术价值与实用价值。本书是一部不可多得的家庭医生签约服务指导用书，希望本书的出版可以为我国家庭医生签约服务的提升贡献一份力量。

本书在编写过程中，参考和借鉴了学界同仁的许多重要研究成果，在此谨向他们表示衷心的感谢。由于水平有限，难免有不妥、不深、不透之处，敬请各界专家和读者批评指正！

刘磊　晏晓波　吴爽

2022 年 8 月

目 录

第一章 绪 论

作为我国深化医药卫生体制改革的重要任务，家庭医生签约服务的推广与施行，既是建设分级诊疗制度的保障，也是实现基层首诊的核心。伴随着国家政策的有效引导，不同的地区通过探索家庭医生签约服务建设的现实路径，形成了家庭医生签约服务的典型模式。本章围绕家庭医生签约服务的研究背景与意义，提出研究问题并分析研究思路，创新结构安排与研究内容，通过理论联系实际，旨在充分发挥家庭医生签约服务的研究价值。

第一节 研究背景与意义

众所周知，医疗卫生事业在全球范围内正面临着新的挑战。随着全球老龄化时代的到来，疾病谱的变迁、医学模式的转变、死因谱的变化，以及智能仪器和高新技术的广泛应用，使不少国家面临着迅速上涨的医疗卫生经费超出国民经济承受能力的紧迫局面。

为了保持医疗卫生费用的合理增长，科学利用卫生资源提高医疗服务的效率与质量，各个国家必须合理调整医疗机构布局，深化医疗卫生改革，重视防疫工作，加强初级卫生保健，发展社区卫生服务。而家庭医生在初级医疗卫生保健和社区医疗卫生服务领域起着重要作用。

改革开放以来，我国医疗卫生领域正在经历着一场深刻的变革。社会主义市场经济日趋完善和成熟，社会传统观念不断更新，随着时代的进步与发展，人民群众对健康保健的需求越来越高。在控制医疗卫生经费适度上涨的前提下，构建适合我国基本国情的社会医疗保障体系，借助高质量的医疗服务，满足民众日益增长的医疗保健需求，解决基层群众的医疗问题，尽快实现"人人享有卫生保健"的目标，这是我国政府目前正在抓紧解决的重要问题。

发展全科医学，实施家庭医疗，既是广大人民群众的需要，也是医疗卫生改革与发展的必然趋势。为了适应这一时代要求，国家必须培养高素质的医务人员，并且要求他们掌握全面的医学知识和较高的技术，拥有广而新的学识（包括人文社会科学），不仅有牢固的医学理论基础，还要具有创造能力和开拓精神。培养家庭医师，在英国和美国已有 30 多年的历史。他们根据 20 世纪 80 年代的经验和教训，又提出了 20 世纪 90 年代的培养目标和发展对策。

第二节　研究问题的提出

伴随着家庭医生签约服务在国内的稳步发展与深入推进，为了激发家庭医生的工作能动性与服务积极性，扩大居民享受家庭医生签约服务的范围，提高民众的就诊意识与健康水平，国家构建完善的家庭医生签约服务绩效考核指标体系，显得尤为必要。本书参考并借鉴了学界的最新研究成果，分析了我国家庭医生签约服务绩效考核指标体系的评价现状，探讨了我国家庭医生签约服务评价指标体系与考核评价的具体状况、现实需求以及该体系面临的各种问题，提出了具有针对性的政策调整建议，明确了家庭医生的激励机制与绩效评价方法，为推动家庭医生签约服务考核与评价的可行性提供了科学、详尽的理论依据。

第三节　研究思路分析

本书按以下思路展开：①对家庭医学、家庭医生和家庭医疗进行详细阐述，使读者对三者的关系更加清晰明了；②对家庭医生签约服务的功能、提供主体进行分析，明确家庭医生签约服务的费用分担机制，提出后疫情时代签约内容与方式的变化等内容；③深入解读家庭医生签约服务的政策，明确家庭医生签约服务政策执行的阻滞因素并提出相关优化路径；④客观分析家庭医生签约服务的工作现状，并提出优化路径；⑤在此基础上提出家庭医生配置优化与激励机制、分析家庭医生签约绩效评价的相关内容；⑥为家庭医生签约服务质量的提升提出具有可行性的具体实施策略。

第四节 结构安排与创新点

一、结构安排

全书以家庭医生签约服务为研究对象，首先，对家庭医学、家庭医生、家庭医疗进行了简要分析；其次，对家庭医生签约服务的功能进行了介绍，在此基础上对家庭医生签约服务的提供主体、政策分析、工作现状与优化路径、配置优化与激励机制等内容进行了深入分析与探讨；接着对家庭医生签约服务的绩效评价与指标体系构建，以及签约服务质量提升策略进行了全面剖析；最后，给出了家庭医生签约服务的结论与建议。

二、创新点

本书以理论分析为指导，以家庭医生签约服务为研究对象，对家庭医学、家庭医生、家庭医疗进行了简要阐述，提出了以医联体为载体推进家庭医生签约服务观点；正确认识了家庭医生签约服务政策执行的阻滞因素，并提出了相应的优化路径；对家庭医生签约服务的现状、问题、优化及"十四五"期间我国家庭医生发展与改革路径进行了展望与分析；提出了合理的激励政策和服务质量提升策略。

总体来说，本书结构严谨，内容丰富，将理论与实践相结合，具有很高的学术价值与实用价值。

第二章　家庭医学概论

家庭医学是家庭医疗的理论基础，是家庭医生必须掌握的武器。只有认真学好家庭医学，才能培养好家庭医生，从而更快更好地提升社区居民的整体健康水平。

第一节　家庭医学

一、家庭医学概念

家庭医学（General Medicine，GP）（西方也叫全科医学）是家庭医疗的学术领域，属于临床二级学科。家庭医学一方面表现为家庭医生通过长期医疗实践积累的知识、技能与经验；另一方面则表现为指导家庭医生的理论依据，主要是指在家庭医疗的学术领域，通过研究发展得到的新理论。

家庭医学具有如下特色：

（1）第一线的医学。家庭医学最先接触和最常接触患者与健康者，是社区医学体系的门户和基础。在患者和家庭医生接触的同时，家庭医生主动担负起把患者和其家庭引入方便有效的家庭医学服务体系中。

（2）以门诊为主体的医疗保健。经过家庭医学训练的家庭医生服务涉及门诊和住院患者的预防保健及康复，其主要工作领域是患者所在的社区和家庭，其服务地点是医院的门诊部、急诊室及社区诊所，也可以是患者的工作单位或在患者家中。

（3）一种专科性的医疗保健。家庭医生为患者提供的是连续性的、周全性的、综合性的医疗保健，是以家庭医学的学术理论为基础，有其独特的知识和技术体系及鲜明的态度和价值观，家庭医学在医疗体系中扮演的角色是任何医学专科所不能取代的。

（4）以个人为中心，家庭为单位，社区为范畴的医学。家庭医学着重完整的人（Whole Person），而不是单纯的疾病，它是以尊重人的个性和权利为特征的整体性（Holistic）的医疗保健；强调以家庭为保健单位的重要性，同时注重个人与家庭的互动关系；立足于社区，为个人及家庭提供必要的健康咨询和社区保健。

（5）一种持续性和周全性的医学。家庭医学为社区居民提供"从生到死"的全程医疗保健，为他们提供连续性的保健服务，随着个人及其家庭的产生、发展直至消亡。此时，全科医师能真正了解患者的各种情况，建立长期和良好的医患关系，并使医疗保健措施的顺从性更好。同时，长期登记的病史，也是照顾患者和科学研究的重要资料。

（6）一种协调性（Coordinated）的医学。家庭医学善于利用社会、社区和家庭的有效医疗保健资源，为提高社区人群的卫生保健水平起到协调作用。

二、家庭医学研究的目的、对象、范围和内容

（一）家庭医学研究的目的

家庭医学研究的目的首先是对医学的目的和性质进行了重新思考。医学不是关于人体结构功能及疾病的理论，医学的目的不仅是预防疾病、治疗疾病；医学是关于整个人体和健康的理论，医学的最终目的是要了解患者、服务患者、满足患者的需要。❶ 鉴于这种原因，家庭医学的目的与生物医学的目的有较大区别（见表2-1）。一般来说，家庭医学的目的有三个：①完善医学体系，还医学服务本来的面目；②实现医学模式的根本转变，建立服务人的观念、方法和原则；③建立社区医疗的基本模式，解决社区的实际卫生问题。

---

❶ 王芳，刘利群. 家庭医生签约服务理论与实践 ［M］. 北京：科学出版社，2018：94.

表 2-1 生物医学和家庭医学区别

项目	生物医学	家庭医学
观点	治疗疾病	保障人群健康水平
方法	孤立、静止、封闭、机械	整合、动态、开放、人性
对象	组织、器官、分子	个人、家庭、社会
目的	治愈患者	提高个人生命质量，提高社区健康水平

（二）家庭医学研究的对象

（1）个体健康。将患者视作完整的个体而非单纯的患病机体，从整体的角度看待患者个体的人格特征、身心需要与健康问题。

（2）家庭关系。理解患病个体作为家庭成员在家庭内部与其他成员的互动关系。

（3）社区居民。以社区范围内的全体居民作为家庭医学研究的对象。

（4）预防保健。家庭医学以预防保健为导向，这是家庭医学区别于其他医学专科发挥独特作用的关键所在。

三、家庭医学的核心内容

（一）基层医疗

就一个国家的医疗体系而言，基层医疗有其结构和组成特征。医疗体系在硬体方面分为自我照顾基层医疗、二级和三级医疗。

自我照顾主要在家庭内进行，如不能解决则需要地方开业医师的照顾，不能处理的病患再转到二级或三级医院。

基层医疗是以全科医师为主，平均每名全科医师照顾 2000～2500 人。就功能而言，基层医疗卫生包括：①第一线的照顾功能；②长期并持续地照顾，无论是否患有疾病；③整合性角色。因此，世界家庭医学会组织（WONCA）于 1981 年对基层医疗的定义为："这种健康照顾强调对人的负责，开始于初次见面并保持其持续的关系，所提供的照顾，包括健康问题的处理和协调，并在必要时转入二级或三级医院的专科医生或其他专业医务人员。"

（二）家庭医生

美国家庭医师学会对家庭医生的定义："家庭医师（全科医师）提供以家庭为单位的健康照顾。其所受的训练和经验，使之具有从事内外科等方面的工作资格。对家庭内发生的问题，不论性别、年龄，不论是身体生物方面，还是心理和人际关系方面，具有解决独特问题的技术，而且能提供继续性、周全性的保健和医疗服务。在必要时，还包括适当的其他专科照顾和社会资源的利用等。所有这些，均有助于患者及其家庭的健康照顾。"

（三）医患关系

作为一名家庭医生，不论从病患健康问题的诊治、预防保健的实施，还是以家庭为单位的照顾，均需要有良好的医患关系作为基础。良好医患关系的建立，最自然的方法是从病患的诊疗开始。了解病患的求诊问题，经由适当的处置，使患者的痛苦获得解除，自然会对医师产生尊敬和信赖的心理，从此建立个人的关系，逐步发展。医疗至保健、个人至家庭及维持长期固定的求医行为，构成推行家庭全科医师制度的模式。

（四）疾病自然史

健康至疾病、死亡的过程，临床上分为几个时期：开始是危险因子的存在与否，继之症状和症候出现，确定疾病诊断，并发症发生等预后征象。这种渐进性的疾病自然历程，即使属于意外伤害和自杀等直接造成死亡的原因，从目前的研究中也能找到预防的方法。家庭全科医师和专科医师的区别是，家庭全科医师能从疾病的自然史，了解疾病的成因及其互为因果关系的问题，从而胜任全科医师的工作。

（五）生物心理社会模式

未分化型肿瘤问题、患者的身心问题、慢性病与急性病问题，是家庭医学比较常见的问题。在以上四种类型的问题中，属于身体器官与组织系统的疾病占比不到1/3，其他问题基本上涉及患者的心理与社会因素。因此，临床治疗不能单纯依靠生物医学模式，还必须采用生物心理社会医学模式，才能发挥家庭医学的重要作用。

（六）家庭对健康的影响

家庭是个体身心发展的环境。与个人健康有关的心理社会因素中，家庭生活事件的发生占有重要地位。全科医师利用家庭资源面向患者实施医疗卫生教育，了解并评估导致疾病发生的潜在原因，掌握家庭的基本功能，对于指导患者进行预防保健、治疗患者的慢性病与身心疾病，大有帮助。

（七）行为科学

全科医师不仅能诊断患者的心理疾病，还能了解患者的健康信息、求医行为和遵医嘱行为。因此，行为科学始终适用在家庭健康的管理方面，对全科医师制度的推行极为重要。全科医师对疾病的诊治与其他专科医师的不同之处在于，全科医师能够从患者的身心与社会层面出发，评估患者所在家庭的结构与功能。经过行为科学的系统训练，全科医师比专科医师在与患者互动的过程中，更清楚患者社会身份与家庭角色的重要性。

（八）团队合作

为提供周全性和协调性的服务，全科医师在维护社区居民健康的过程中，需要从横向与纵向两个方面，加强与其他专科人员的合作。在横向方面，提供家庭医疗服务的团队，主要由处于核心地位的全科医师以及临床心理师、护理师、营养师、药剂师和社会工作者等人员构成；在纵向方面，全科医师是将患者转介给医院专科医师的桥梁，为了满足患者的需要，全科医师需要安排最合适的人员在最恰当的地点照顾患者。

（九）研究

家庭医学是一个未开发的领域，各方面都需要进行研究。例如，在疾病的诊治方面，教科书中疾病的诊治大多是按住院危重患者的诊疗写成，第一线医师所见的疾病大部分是早期疾病和未分化的健康问题，两者之间有很大差别，需要进一步研究。

（十）可持续发展

家庭医学是关系党的形象、国家的承诺和人民需求的大事业、大工程，要具有可持续发展的能力。首先，领导要予以充分重视，要将该事业纳入社区精神文明建设中，纳入对领导政绩考核的内容中；第二，国家要对医学生进行全方位、全过程的家庭医学思想的教育；第三，培养一支高素质的全科医师师资队伍。

四、国外家庭医学的产生、发展和现况

（一）国外家庭医学的发展

1. 家庭医学的萌芽期

随着社会的进步和科学的发展，传统医学模式也在经历着变革，家庭医学就是在变革中再一次发展起来的新学科。家庭医学，顾名思义，是指不分科的医学，在世界各民族的医学发展初期，所有医师所从事的医疗都是不分科的。但是我们现在所说的家庭医生是指近代医学发展中的一种行业，和过去的家庭医生（也称通科医生）在概念上不能等同❶。

18~19世纪，基础医学的繁荣推动了近代医学的发展。由于临床医学并未发生分化，医生尚不分科，只有少部分医生在医院工作，绝大多数医生独立开业，他们的起源有的是干其他行业的同时做医务工作。在实践中，这些人开始是结合其他行业的技能作为自身知识的补充，将各种药剂知识与医学技能相融，并逐渐发展成为通科医生。这些人生活在社区居民中，能够及时帮助患者解决健康问题。虽然通科医生的诊疗水平有限，面对许多疾病都毫无办法，但是，通科医生能够及时帮助患者、安慰患者的亲属，从患者患病就诊再到不幸离世，通科医生一直陪伴着患者及其亲属，在成为他们朋友的同时，也赢得了他们的信任与尊敬。当时，通科医生是社区居民日常生活中不可缺少的重要角色，这种医疗形式

---

❶ 国家卫生健康委南京人口国际培训中心. 家庭医生签约服务工作指导手册［M］. 北京：人民卫生出版社，2020：153.

一直延续到 20 世纪初，通科医生在当时扮演"协助疗病者（healer）"的角色。

2. 家庭医学的形成期

20 世纪以后，伴随着医学相关学科的发展，来自物理学、化学、生理学、细菌学的最新成果，推动了医学知识的扩充与医学业务的繁荣。18 世纪中叶，科技的推陈出新，为医生提供了治疗疑难杂症的有效手段，医生不再是单纯的"协助疗病者"，而是真正的"治病救人者"。面对医学知识量迅速增长的现实，通科医生意识到掌握全部医学知识变得越发困难，单纯学习特定领域的学科知识更为现实。因此，在 19 世纪初，一些学科被分派出来，形成了儿科、妇科、产科、内科、外科等医学专科。医学理论的发展与医疗技术的更新，使医学专科不断派生，医院规模越来越大，科室越来越多，仪器越来越精密，医院专科医生享有的社会地位也越来越高。然而，缺乏高端医疗设备和知名医学专家的社区，则更容易被人们遗忘或忽视。

社会生产力的提高，带动了民众保健意识的增强。疾病谱、死亡谱和此前的情况相比，发生了极为明显的变化。新生儿、儿童与青壮年的病死率有所下降，老年人的平均寿命得以延长，社会人口急剧膨胀，老龄化浪潮提前到来。社会生活节奏越来越快，人们的生活方式变得更加现代化。激烈的社会竞争，增加了民众身心患病的概率。忙碌的医生忽视了患者的完整性存在，只能注意患者的伤痛部位与炎症组织。医院购置更加先进的精密仪器，在潜移默化中增加了医疗成本。医院昂贵的就诊服务与极高的住院标准，超出了患者及其亲属的经济承受能力。当人们被"看病难"折磨得痛不欲生时，社区的通科医生开始成为人们怀念的对象。

3. 家庭医学的发展期

20 世纪 70 年代末期，初级卫生保健成为世界卫生组织实现全球发展目标的重要抓手。政府参与社区居民卫生保健事业，推动了家庭医学的变革与创新。家庭医师学会（American Academy of Family Physician，AAFP）于 1971 年在美国正式成立，1977 年全美共有医生 395341 名，其中家庭医生为 54557 名，占比为 13.8%，十年后该比例升至 24%，而家庭医生在全部医学专科中的受欢迎程度跃升至第二名。在美国，成为一名持证家庭医生需要付出不低于 10 年的时间。首先，获得大学本科学历需要 4 年时间；其次，前往医学院进修需要 4 年时间；最后，从医学院顺利毕业后还需要参加住院医生培训，通常需要 3~8 年时间。只有培训合格的家庭医生，才能报名考取家庭医生资格证书。我国香港的家庭医学院成立于 20 世纪 70 年代末期，主要面向社会成员提供继续教育、在职培训并主持获得中国香港医务委员会认可的中国香港家庭医学专科考试，推动了我国家庭医学事业的发展。马来西亚的家庭医学具有起步晚、发展快的独特优势。20 世纪 80 年代末期至 90 年代初期，马来西亚大学先是成立了家庭医学系，而后家庭医学获得国家卫生部批准，成为独立的医学专业，并开设了持续时间长达 4 年之久的硕士学位课程，为家庭医学的成熟与完善奠定了基础。

（二）典型国家和地区的家庭医学发展历史

1. 美国家庭医学发展史

美国是家庭医学的发源地，早在 1900 年初期，家庭医学已经是美国医学界的主体，80% 以上的医师是家庭医生。

1910 年，弗勒斯纳（Flexner）作了一次报告，批评医学教育水平低且落后，积极主张加强生物医学的专科教育。至此，专科医学迅速发展，1917 年首先成立眼科专科医学学会，到 1960 年，已经有 19 个专科学会成立。这期间，家庭医生的数量逐渐减少，到 1900 年，美国每 600 个社区居民有一个家庭医生，而到 1970 年，美国每 3000 个社区居民才有一个家庭医生。

随着专科医学的发展，医疗费用逐渐上扬，社区居民也感觉到了就医不便和照顾不完整的弊端。于是家庭医学又重新受到重视，并被赋予新的内涵和使命，这就是家庭医学。1966 年，全美同时出现了两个在家庭医学深有影响力的报告，一个是米利斯（Millis）的关于美国医学会公民委员会对医生毕业后教育的报告；另一个是威拉德（Willard）关于美国医学会医学教育委员会对家庭医学教育的报告。从此，在相关人士的努力和联邦政府的大力支持下，家庭医学的教育和培训得到了快速发展。1969 年家庭医学科住院医生的培训计划仅有 21 家，1984 年达到 384 家。1950 年，家庭医师学会会员仅有 10000 人，1987 年达到 72000 人，占全美医生的 12%，数量仅次于内科医生（16%）。现在，美国的家庭医生在医疗保健服务中仍然扮演着重要的角色。

美国的家庭医生工作现况如下：

（1）每周平均工作 60 小时，其中 1/4 用于照顾住院患者和协助教学。

（2）每周平均看 160 位患者（全美平均每周看 120 位患者），每次看诊约 13 分钟，转诊率少于 5%。保险公司平均对每次诊疗（不含药费）给付 22 美元。

（3）美国人平均每年每人到基层医生处就诊 2.59 次，0.83 次找家庭医生，0.36 次找儿科医生，0.32 次找一般内科医生。

（4）90% 以上的家庭医生对自己的执业感到满意。

2. 英国家庭医学发展史

英国的医疗制度是一个逐步发展、演变的历史过程。随着商品经济的发展，英国于 1601 年建立了济贫法，设置了设施简陋的济贫所、济贫医院。18、19 世纪，伴随近代资本主义市场经济的迅猛发展和城市化进程，英国各地城市陆续建立了市立传染病医院、精神病医院以及一些慈善医院，并加强公共卫生管理。1911 年建立了初步的保险制度，全科医师（GP）成为医疗服务的重要提供者。工党政府于 1984 年 7 月 5 日建立国家卫生制度（NHS），为所有居民提供免费的综合卫生服务，费用由财政负担，每一位公民都与自己所选择的 GP 建立稳定的卫生保健关系，到医院就诊须经 GP 转诊（急诊除外）。根据规定，医院工作人员由国家发全额工资，与个人收入和处方、检查等诊疗服务量无直接关系。GP 按注册居民数量与卫生局签订合同并得到经费，提供 24 小时的初级保健服务，扮演着"卫生经费守门人"的角色。

为减少候诊时间，提高医院效率，英国政府引入内部市场体制，将医院的医疗费用按一定比例预先拨付给 GP，GP 成为"持资 GP"，代患者选择转诊医院及其科室、专科医生，以增强医院的服务竞争力，提高效率，减少医院候诊时间。同时，发展了一些私立医院和商业医疗保险，为公立医院和 NHS 树立竞争对立面。为保证医疗质量，同时实行了医疗评价制度（Medical Audit）。到 1998 年，全国已有半数的 GP 成为"持资 GP"，覆盖了 60% 的人口。

社区卫生服务中心是全科医师的主要工作地点。全科医师通常负责社区全体居民的各项基础性卫生保健工作。全科医师的常态化工作主要包括：慢性非传染性疾病与传染病的防治，预防意外伤害，初步诊治疾病，对患者及其亲属的持续性关怀，慢性病的管理与防治，家庭护理与现场急救，育龄妇女的产前检查与产后保健，关爱儿童与老年人，社区康复与疾病筛查，计划生育与健康教育等方面的咨询与指导。英国社区卫生服务中心覆盖的居民数量高达 10000 名，而每位全科医师平均需要负责近 2000 名居民。根据国家卫生制度的规定，每位英国居民都应该自主选择全科医师，并围绕医疗保健问题与该全科医师建立稳定的合作关系。该全科医师为注册居民提供疾病的预防指导、医疗与保健服务，而护士作为医师的搭档主要为患者提供健康指导和卫生服务。在急诊除外的情况下，社区居民患病时应该先联系全科医师诊治，当全科医师束手无策时，全科医师将帮助患者转送医院专科救治。

社区卫生服务中心医师的门诊时间为 8：30～11：30，13：30～18：30，一般要事先预约，但有特殊情况，可以随时找医师。除全科门诊外，还根据本地的疾病流行及诊疗、防治需要，开设一些每周一个半天或两个半天的专科门诊。例如：哮喘病、糖尿病管理门诊，儿童发育监测及计划免疫门诊，良好的母亲门诊（避孕指导、妇科健康检查）等。GP 一天平均处理 150 个患者，临床治疗护士一天平均处理 60 个患者，社区护士平均到家庭访视 25 个患者，5 名健康访视员平均访视 30 位母亲和儿童，2 名助产士平均处理 10 名产前产后妇女（每年接生200 人次）。每天平均有 15 名患者被转诊到上级医院，转诊率为 10% 左右。

英国在家庭医学教育方面主要依靠家庭医学皇家学院（The Royal College of General Practitioners，RCGP），该学院是专门培养家庭医生的大学机构。英国家庭医学皇家学院创建于 1952 年，主要致力于维持英国先进的家庭医学教育。该学院既是英国培养全科医师的机构，也是国际培养全科医师组织网络的重要一环。英国家庭医学皇家学院通过提高家庭医学的专业标准，鼓励医学生将家庭医学作为终身发展的职业选择，推动了家庭医学在英国的发展。英国家庭医学皇家学院从建院初期的 1000 名成员发展到如今的近 20000 名成员，不仅创建了英国绝大多数的家庭医学机构，而且在家庭医生的多元化培养和职业教育方面，发挥了积极的促进作用。

英国家庭医学皇家学院的办学目标及其肩负的责任主要包括：第一，维持英国全球领先的家庭医学教育地位；第二，建立地方家庭医学组织机构；第三，鼓励优秀个体进入医学行业成为家庭医生；第四，提高其他医务工作者参与家庭医学事务的专业性；第五，为顺利毕业的家庭医生授予学位证书；第六，研究家庭医学并出版学术刊物；第七，发布家庭医学最新信息；第八，协调其他组织机构共同致力于家庭医学事业的发展。作为维系家庭医学医生的专属工作网络，英国家庭医学皇家学院为家庭医学事业的完善和发展做出了杰出的贡献。该学院的工作内容主要包括：第一，增进与各国卫生部门的交流；第二，鼓励社区提供帮助与支持服务；第三，定期出版刊物；第四，协助家庭医生与其他专科医生的交流；第五，组织家庭医学方面的学术研讨活动；第六，指导家庭医生的职业发展；第七，为照顾患者提供临床指导；第八，为其他卫生工作者提供继续教育的选择；第九，创新家庭医学的评价方式。

3. 中国香港的家庭医学发展

1977 年，中国香港全科医师学院成立（Hong Kong College of General Practitioners，HKCGP）；1985 年，实行了家庭医学的住院医生培训计划，住院医师先在三级医院接受 2 年的医院内轮训，再到基层的全科门诊进行 2 年的训练；1989年，中国香港组织成立了"基层医疗保健照顾委员会"，强调基层医疗对社区居民健康的重要性和降低医疗费用的必要性；1991 年，中国香港全科医师学院共有家庭医学会员 699 人，其中含院士（Fellow，即专科医生）会员109 人。

五、我国家庭医学的发展

20 世纪 80 年代末，世界家庭医学会组织主席拉吉·库玛博士到我国进行访问，提议在国内逐步推行家庭医疗制度，并得到了国家高层领导人的支持。随后，在北京召开了首届国际家庭医学会，首都医学院设立了家庭医疗培训中心，这些举措共同推动了我国初级卫生保健事业的发展。随着家庭医学会在北京、广东等地的成立，全国各地的学会成员开始接受全科医师培训，国内的家庭医疗试点工作也先后在不同的省市落地。20 世纪 90 年代初，全国家庭医学理论研讨会及全国家庭医学教育和家庭医疗实践研讨会在北京顺利召开，会上着重研究探讨了如何开展我国的家庭医学教育和家庭医疗实践；通过试点探索，构建突出中国国情的家庭医学体系。

1999 年 12 月，时任原卫生部部长的张文康在全国全科医学教育工作会议上作了《统一思想 锐意进取 开创全科医学教育新局面》的讲话；原卫生部印发了《全科医师规范化培训试行标准》，开创了中国家庭医学发展的崭新局面。2000

年，徐州医学院率先成立了临床医学（全科医学方向）专业。2011 年，国务院颁发了《国务院关于建立全科医生制度的指导意见》，为我国全科医学奠定了发展基础。

六、发展家庭医学事业的重要意义

（一）发展家庭医学教育是坚持"全心全意为人民服务"宗旨的具体体现

历史证明，卫生事业的改革与发展，对保障人民健康、促进经济发展具有重要作用。国内的城乡卫生服务网络日趋完整，卫生机构分布合理，医学卫生服务团队不断壮大，高水平医学专家层出不穷。医学卫生工作者的付出，推动了民众健康水平的提升，为社会进步与经济发展做出了杰出的贡献。目前，国内的医学发展与卫生改革已经进入攻坚克难的关键时期，疫情防控与全面脱贫对医学教育提出了严峻的挑战。为了坚持"全心全意为人民服务"的基本宗旨，发展家庭医学教育已经成为新形势下迎接新挑战的关键举措。

（二）发展家庭医学教育是社区群众越来越迫切的需要

世界卫生组织认为，社区卫生服务团队可以解决绝大部分患者存在的健康问题，只有小部分患者需要专科医生诊治。上海市开展的慢性病治疗效果入户调查显示，慢性病患者可以在社区卫生服务中心得到有效救治的比例高达 92%，这充分说明发展家庭医学教育已经成为社区群众的迫切需要。与此同时，随着社会经济水平的提高，越来越多的居民希望能从社区卫生服务中心获得疾病预防与保健知识。由此可知，以家庭医生为核心，为社区居民提供便捷、连续、综合、高效的基本卫生服务，已经成为时代发展的必然趋势。

（三）发展家庭医学是城市区域卫生规划的需要

有效控制卫生资源增量，合理调整卫生资源存量，提高各地政府重视区域卫生规划的思想水平，将区域卫生规划作为政府宏观调控卫生事业发展的重要手段，是医疗卫生事业健康发展的基本前提。目前，城市医疗卫生机构的重组与改造，以及借助试点探索的医药分离思路，不仅提高了卫生资源的利用效率，而且在一定程度上改善了卫生服务的可及性、公平性与有效性，推动了家庭医学的健康发展。随着卫生资源向基层社区的转移，卫生技术人员的专业程度开始备受瞩目。以国内经济发达的省份为例，在该省会城市的 30 万卫生技术人员中，27 万卫生技术人员的学历在专科以下。为了充分跟进人才强国战略的步伐，根据卫生部门的规定，对持有低层次学历的卫生技术人员开展家庭医学培训，已经成为城市卫生事业改革的重要内容。

（四）发展家庭医学是城市医疗保险制度改革的需要

国内的医疗保险制度改革，必须以大力发展社区卫生服务为抓手，确保民众享受便捷、高效的医疗服务。为了实现该目标，建设以全科医师为骨干、深得民众信任的社区卫生服务队伍，成为推动医疗卫生事业发展的迫切要求。

（五）发展家庭医学是降低医疗费用的需要

由于家庭医学可以有效降低患者的诊疗费用，培养专业实力过硬的家庭医生，推进社区卫生服务事业的发展，减轻医院专科医生的出诊压力，有效控制医疗费用的大幅增长，从而为社区居民提供更加便捷、全面的家庭医疗服务，是确保社会实现可持续发展的必然要求。

（六）发展家庭医学是适应家庭结构与功能变化的需要

在现代化浪潮的冲击下，核心家庭取代复合家庭已经成为整个社会家庭结构的主流趋势。家庭成员之间的相互照顾能力明显减弱，而围绕家庭生活诱发的健康问题则日益显著，无论是酗酒、抑郁、家庭暴力还是药物依赖等，都对医护人员的依赖性越来越强，家庭的很多功能逐渐转向社会，对社会卫生工作提出了特殊要求。家庭医生走进家庭，及时为家庭成员提供躯体和精神方面的照顾并处理有关卫生问题，真正体现了家庭医生为家庭及其成员提供完整、有效的医疗保健服务，这一直是国内外社区医生关注的焦点。

第二节　家庭医生

家庭医生是在家庭医学科学体系的指导下，在社区层面上进行家庭医疗活动，并对家庭和社区的个体提供连续性、周全性、综合性、负责性的医疗保健服务。

一、概述

家庭医生是开展各项家庭医疗活动的实际执行者，家庭医生具备的医学知识、医学技能使其为签约的家庭成员提供多方面服务。比如，内科服务、外科服务、妇科服务、儿科服务等。不仅如此，家庭医生提供的服务还是连续的、综合的、全面的，家庭医生会从头至尾地负责家庭成员的医疗健康。

（一）家庭医生的性质

1. 家庭医生是一名现代的临床医生

家庭医生不是防保人员，也不是单纯的医疗健康宣传者，而是属于临床医生的一种，家庭医生在真正履行自身的职责、步入自己的岗位之前，需要先通过技能检查、知识检查。只有家庭医生是合格的医生、优秀的医生，他才能在实际服务中诊疗疾病。

2. 家庭医生是一名具有高综合素质的医生

高技术和高素质并不完全等同，医生的技术达到较高的水平不代表医生的素质也达到了较高的水平。但是，如果医生的素质水平比较高，通常情况下，医生的技术水平也是相对较高的。在生物医学快速发展的情况下，专科化服务技术水平直线上升，居民的满意度却不断下降，因为那些高技术水平的专科医生越来越缺乏感情，仿佛是一台冷冰冰的、高精尖的"诊疗仪器"。患者存在情感变化，患者病情的治疗除了依赖高水平的机械提供服务支持外，还需要医生的关心、尊重以及理解。所以，高素质代表的是医生在技术和服务方面都达到了较高的水平。通常情况下，高素质医生会满足以下 6 点要求：具有高尚的道德情操，能够正确意识自身职业的重要含义、重要作用；具有责任心，能够理解、尊重、同情他人，为患者提供精神情感方面的支持；知识掌握水平、技术掌握水平相对较高；具有更加开阔的视野，能够从整体角度看待医疗事业的发展，在工作中投入更多的热情，主动承担医生的职责感、使命感；终身致力于为医疗事业的发展做贡献；能够做好职业发展规划，有清晰的职业发展目标。

3. 家庭医生是一种独特的专科医生

家庭医生的服务对象、服务范围是相对独特的，而且，家庭医生运用的医学观念、医学理论、医学方法、遵循的一些原则也和其他医生有所不同。从整个医疗保健系统的角度来看，家庭医生具有不可替代的作用。家庭医生是专门提供社区卫生服务或者基层医疗服务的医生，整个社区中的居民都属于家庭医生的服务对象。家庭医生通常面临各种各样的健康问题，所以，他们需要综合地对居民的健康进行诊疗，以此来改善居民的健康状况。从这一点来看，可以把家庭医生理解为独特的专科医生，而其他专科医生是在某一方面开展深度研究的医生。

4. 家庭医生是能力全面的医生

我们都生活在推崇优秀的社会中，然而，这种优秀往往指一种单一的能力发展到了极限（如运动、经商、职业活动等）。遗憾的是，极少人会关心个人为追求这种优秀而在个性发展方面所付出的代价，如果一个人在某一方面取得了非常突出的成就，那么这个人的生活或者个性发展往往会失衡。所以，总体来看，人的完整性无法体现。如果社会要求成员达到某一方面的极端优秀，那么社会就会受到一定程度的不良影响。一般的专科医生追求的就是这种越来越狭隘的优秀，他们把自己的努力方向集中在一个器官、一个系统、一种疾病或一门技术上，在追求单方面优秀的同时，也使自己成为一个功能不全的人，残缺的不仅是他们的能力，也包括他们的思维方式和思想，这对他们来说是有害的，因为他们无法用全面的、系统的、联系的、运动的观点来认识问题和解决问题，因而在自己所提供的医疗服务中埋下许多不安全因素和危机。这会对患者产生不利影响。患者之所以会受到不利影响，是因为他们本身的完整性被破坏、被分割，医生并没有把患者当成一个完整的个体，所以，也没为患者提供完整的服务。从系统的角度来看，如果过于追求个体在某一方面的优秀发展，那么系统也会受到不利影响，整个系统的效益状况、效率状况都会有所降低，系统发展也无法保持平衡。专科医生对某一方面的过度追求会导致社会在投入较大的经济支持的情况下，无法获得更好的效益。虽然医疗技术水平在一定程度上有所提升，但是，它也引起了治疗费用的提升，引发了公众的不满情绪，在一定程度上导致社会医疗事业发展不稳定。对于社会医疗事业发展来讲，想要保持事业发展稳定，必须对医生进行综合全面的培养。既培养专科医生，也培养全科医生。全科医生在发展过程中放弃了在某一方面获得卓越成绩的机会，最终发展成了诊疗的"多面手"，可以说，全科医生的存在有助于医疗事业的稳定、平衡发展。

家庭医生需要构建出系统化、整体化的医学观念，并且使用系统性的思维从事工作。家庭医生应该有灵敏的双耳，能够认真倾听患者的倾诉；家庭医生应该有明亮的双眼，仔细观察患者的表征；家庭医生应该有善于表达的嘴，可以和患者充分有效地沟通；家庭医生还应该有坚挺的脊柱，这样才能坚持不懈地探索、学习，坚挺的脊柱让家庭医生有了挺直的身躯，家庭医生可以挺直身板在社会上立足。在家庭医生综合全面地发展之后，他们的诊疗能力和诊疗水平将能够满足社区居民提出的多样化诊疗需求，在此基础上，家庭医生还可以针对居民的实际情况帮助他们预防疾病。家庭医生应该敢于迈出自己的脚步，勤快地奔走在社区家庭中。家庭医生只有走出诊所，才能更好地服务个体、服务家庭，只有勇于迈于出自己的双脚，勤快地奔走在社区中，才可能形成更强的社交能力，和居民保持亲密的联系，从而获得社区居民的认可。家庭医生使用的是完整的、系统化思维，所以，他们会把患者当成完整的个体去看待，并且为患者提供他们需要的系统化服务。

（二）家庭医生的知识结构

1. 以疾病为中心的学科知识

家庭医生应该了解并且全面掌握与疾病有关的学科知识，这对于家庭医生来说是最基本的要求。具体来讲，与疾病有关的学科知识可以被划分成两部分：一部分是基础医学学科知识，比如与人体结构、人体功能、人体发生有关的各种学科理论，与医学病原体、病理学治疗诊断有关的学科理论都属于这一类别；另一部分是临床医学学科知识，这一类别主要包括内科知识、外科知识、妇科知识、儿科知识等。家庭医生在掌握这些知识的同时，也要学习相关的操作技术，能够识别和判断各种常见病、急症病。除此之外，临床医学学科还涉及中医学知识和护理学知识。

2. 以患者为中心的学科知识

把患者作为中心形成的学科主要包括心理学、社会医学、人际交往学、伦理学、社会学、医学伦理学等，这些学科知识打破了传统学科体系中学科之间的界限，它从患者的角度出发，综合系统地对患者进行了解判断，为患者提供需要的服务。

3. 以家庭为单位的学科知识

把家庭当作中心形成的学科主要包括家庭社会学、伦理学、治疗学、心理学等，这些知识是为家庭服务的。

4. 以人群为对象的学科知识

以人群为中心形成的学科知识主要包括公共卫生学、社区医学、流行病学、卫生统计学、社会医学、卫生经济学、卫生管理学法学等。这些知识是为了解决以区域为整体的人群的健康问题。

（三）家庭医生应具备的能力

1. 人际沟通能力

家庭医生想要在社会上立足需要和社区居民构建起亲密的关系，和他们成为朋友。在社区医疗资源有限的情况下，家庭医生需要进行资源协调，尽可能地为患者提供他们需要的全面医疗服务。家庭医生的有效协调可以避免社区医疗机构遇到更多问题，也就是说，家庭医生应该掌握一定的交往技能，具备一定的沟通能力。

2. 问诊与体检技术能力

家庭医生在无法借助高级的设备或者医疗仪器对患者的情况作出诊断的情况下，需要借助自己的眼睛、手、耳朵、鼻子去判断、收集最真实的临床资料。与此同时，询问患者家属患者有哪些过往病史。

3. 掌握基本的实验室检查或测验技术

实验室检查或者测验主要包括三大常规检查、肝功能检查、B超检查、心电图检查、眼底镜检查、喉镜检查；测验主要包括心理测验。家庭医生应该掌握这些检查工作、测验工作需要的知识技能。

4. 解决社区常见健康问题的能力

家庭医生应该在对患者的基本情况有所了解之后，判断患者的健康问题是否严重，是否属于急症，是心理问题还是身体问题。家庭医生在作出判断之后，应当做出适当的处理。

5. 服务患者的能力

家庭医生在服务患者时，应该和患者建立友好的医患关系，并且通过治疗满足患者的医疗需求。和患者之间保持友好的、亲密的关系有助于医生更好地了解疾病的真正原因，也有利于家庭医生有针对性地对患者的后续治疗做出规划。在了解患者的实际情况之后，家庭医生可以帮助患者纠正一些不良的生活方式。

6. 服务家庭的能力

家庭医生应该具备评价家庭结构、家庭资源以及分析家庭生活周期状态的能力，家庭医生在提供服务时应该着重关注家庭问题，判断患者是否存在家庭问题。与此同时，家庭医生还应该借助家庭资源帮助患者更好地康复治疗。家庭医生应该了解不同阶段个体在家庭生活中表现出来的心理特征及个体在面临生活周期转折时可能出现的家庭问题。当家庭医生发现有必要介入患者的生活为其提供家庭指导时，应该及时进入，并且运用自身的知识能力帮助患者分析家庭问题出现的原因，帮助患者了解问题的发展过程，并且找出原因，为患者提供解决家庭问题的方法。解决家庭问题的过程中，家庭医生应该综合运用各种各样的资源，以此来帮助家庭更快地度过危机。除此之外，家庭医生还应该关注的一个特殊群体就是临终患者。家庭医生应该帮助临终患者顺利处理与家庭有关的生活问题、情感问题、治疗问题等。

7. 服务社区的能力

家庭医生应该树立大局意识，有大局观念，能够从整体角度统筹利用社区内部、外部的各种各样的资源。与此同时，家庭医生还应该掌握流行病的调查方法、统计方法，同时对流行病、慢性病、传染病进行监控。

8. 经营与管理能力

有能力分析市场需要，推销自己的服务；有能力参与市场竞争，善于经营与管理，提高服务的经济效益与社会效益，适应我国的经济体制改革和卫生体制改革；有能力进行目标管理、质量管理、人事管理、财务管理和药品管理。熟悉有关的卫生法规，能正确处理医疗纠纷。

9. 建立、使用和管理健康档案的能力

能准确填写居民健康档案，并利用健康档案为个人及其家庭提供更全面的服务；能对档案资料进行分类整理、存放、统计、分析；能通过分析健康档案的资料，了解社区居民的健康状况和卫生服务需求，并利用健康档案进行社区科研工作。

（四）家庭医生的作用

家庭医生是患者就诊过程中第一个接触的医生，主要工作在社区、家庭中，患者的整个治疗过程都有家庭医生的参与，家庭医生可以提供综合、整体、连续性的诊疗服务。治疗过程中，家庭医生是患者的健康保卫者，也是高质量初级卫生保健的提供者，更是家庭医学教育和家庭医疗实践的研究者和管理者。

（五）家庭医生的角色

家庭医生在医疗保健服务方面扮演着治疗者、协调者、管理者、咨询者、教育者、辩护者、朋友和政治家的角色。在自我成长方面扮演着研究者、学习者和奉献者的角色。

（六）家庭医生职责

（1）个人、家庭、社区健康档案的建立和使用。

（2）各种常见疾病的急症处理。

（3）流行病、传染病、地方病及职业病的监测与处理。

（4）健康教育和卫生咨询。

（5）妇女卫生保健（包括计划生育）、儿童卫生保健（包括计划免疫）和老年保健。

（6）家庭病床服务，负责老年病、慢性病的治疗和康复。

（7）精神卫生服务，包括临床心理问题的咨询处理、社区精神病防治。

（8）临终关怀与死亡诊断、登记。

二、家庭医生的运作

（一）个体方面

1. 个体保健

家庭医生看重的是完整的人，而不是单纯某一局部的病，致力于服务的是人的整体，所以家庭医生首先要把患者看成一个人，而不是一部需要维修的机器，或是一个药物反应的容器。医患之间具有同等的权利，患者有权了解自身的问题并得到关于自身疾病的合理解释，家庭医生在医疗实践中同情患者、理解患者、尊重患者、信任患者，对患者的情感产生共鸣，才能得到患者的赞赏❶。同时，患者不仅是一个个体，还是一个家庭社区的成员；不仅有生理活动，还有心理活动。因此，在医疗实践中，家庭医生不应孤立地看待各器官系统的疾病，而应提供整体性的医疗保健；患者不仅有治疗躯体疾病的需求，还有解决心理、社会方面问题的需求。所以，家庭医生在医疗实践过程中应考虑患者的心理、社会、文化、经济、宗教、环境及职业等多种因素对其疾病和健康方面产生的影响。

2. 努力掌握疾病产生的背景

要想正确地认识事物，必须着眼于事物的内在因素和外在环境，了解事物变化的过程和背景。在家庭医疗实践中，家庭医生若不从患者本人、家庭和社会背景入手，疾病就可能不被充分认识。在见到患者时，家庭医生把注意力仅放在所见的症状上而忽视了患者的许多背景资料，致使病历是疾病的某一片段，而不是一幅完整的"图画"。

---

❶　沈晨光. 世界新型国家医生服务系统与国民联合健康保障体系构建［M］. 北京：中国书籍出版社，2018：89.

3. 家庭医生把与患者的每次接触都视为预防疾病和健康教育的机会

家庭医生立足于社区、家庭，担负的是以预防为主的健康促进。因此，以预防疾病为主的健康教育就显得相当重要，向社区群众宣传、解释有益的健康行为是家庭医生义不容辞的责任。

4. 家庭医生以高危人群作为重点服务对象

一般临床医生仅考虑患者而不关心一般人群，家庭医生则要两者兼顾，在维护所负责的居民健康的同时，还要着重考虑高危人群的诊视工作，避免病情的发展。

5. 连续性保健

家庭医生一旦接收了患者或者某个家庭，那么就需要持续地为患者或者家庭提供保健服务。这种持续不是指某一个疾病治疗过程中的持续，而是指无限期、无任何空间限制的持续稳定。连续性医疗保健是家庭医学的一个重要环节，它代表着一种长时间的责任和固定来源的医疗保健，与疾病是否发生无关。

（二）家庭方面

患者是家庭的成员，家庭可以通过遗传、环境、情感反应等途径影响个人的健康和疾病的发生、发展。个人的疾病或其他问题也可直接或间接地影响家庭其他成员的健康，甚至影响家庭功能。家庭是家庭医生解决个人健康问题的重要场所和有效资源的来源，家庭医学实践和研究表明：只有以家庭为保健单位，才能为个人提供完整的医疗保健。

1. 了解患者的家庭可找出患病原因

主要包括：①了解患者的家族史，可为遗传性疾病的诊断提供重要线索，如高血压、血友病、某些肿瘤，某些精神性疾患等都与遗传有相当的关系；②患者不健康的行为可能是由家庭行为或家人之间的关系引起的；③传染病的传播可在家庭成员之间引起互感；④患者的某些恐病精神心理症状可能因家庭成员的患病引起的；⑤患者的健康问题可因家庭危机造成等。

2. 家庭可以增加患者对医嘱的顺从性

家庭不仅可以给予患者经济上、心理上的支持，而且可以主动参与患者的治疗和康复过程，督促患者遵从医嘱。尤其是在慢性患者的保健方面，家庭的作用是很关键的。例如，脑卒中、脑萎缩性痴呆、糖尿病的饮食控制等，都和家庭功能的优劣有很大关系。

3. 患者的躯体症状、病史等常靠家人提供

例如，婴幼儿的疾病常由家人首先发现，在就诊时向医生提供有关信息，甚至在诊前患儿父母已经做过简单处理。以家庭为单位的保健可以扩大医生的服务范围。

三、家庭医生培养

（一）国外家庭医生培养

国外在培养家庭医生时，主要是在医学生毕业之后继续对其进行家庭医学方面的培训。通常情况下，医学生需要接受 3~4 年的培训，如果医学生打算去偏远地区就职，那么还需要在原有学习时间基础上多加一年。学习完毕，需要考核，在考核合格的情况下，医学生会获得专业医生证书。证书并不是持久有效的，家庭医生需要在 6 年内继续参加医学教育，并且参加考核，考核成功，家庭医生的执业资格会重新认定。

1. 加拿大的家庭医师

加拿大的家庭医师培训主要是通过加拿大家庭医师学会完成。加拿大境内的家庭医师可以向加拿大家庭医师协会申请变成会员，加拿大家庭医师协会中超过一半的会员都具备专科医师的任职资格。加拿大医师协会需要每年对专科医生的任职资格进行考核认定，与此同时，还需要负责杂志的刊登出版。除此之外，家庭医师的后续教育活动的开展、相关课程的学习也需要由加拿大家庭医师学会负责。该学会每隔 3 年会对相应的课程进行整体系统的评价，以此保证课程达到质量要求。加拿大的家庭医师在获得住院医师资格或者从事家庭医生行业 5 年之后，可以向加拿大医师协会申请评选专科医师。

2. 英国的全科医师

在英国想要成为全科医师需要参加专门的培训。通常情况下，培训时长是 3

年，其中前 2 年需要在医院内不同的科室之间轮流学习，最后一年需要和其他全科医师共同实践，参与工作，实际锻炼。英国医学院有 40% 的学生会在毕业后选择从事全科医生职业，英国的所有医师中，全科医师所占比例超过了一半。

3. 澳大利亚的全科医师

澳大利亚的 10 所医学院均声明，它们的目标是培养"不分化的医生"，使其具备基本的知识技能和态度，为其日后的专科训练奠定基础。因此，所有毕业后专科训练均由专科医学院负责，与大学无关。皇家澳大利亚全科医师学院创办于 1958 年，除按月发行期刊提供继续医学教育、举办会员考试外，主要任务是提供家庭医学训练项目，全科医师主要是通过这一项目的实施来培养的。这个项目是学生毕业后的在职训练，受训者训练期间的工资由所在医院支付，随后由家庭医师训练项目给予一定的补偿。全科医师学院的专职人员仅 24 名，通过约 100 名分散在各地的区域协调员，每周工作一天半来进行检查、监督和管理。另外，聘请几百名经验丰富的全科医师作为训练的实际指导者，给予一定的教学津贴，这些指导者分布在全国近 700 个经认定的训练中心，还有 150 多家医院参与训练项目。全科医师学院还负责为各训练区提供教学设备、教材、教师和咨询服务。每年用于这个项目的资金超过 500 万澳元。训练计划包括 2 年的医院训练和 2 年的家庭医疗及其他相关训练。

（二）国内家庭医生培养

1. 培养模式

国内培养家庭医生时遵循的总原则是模式多维化、思路超前化。具体来讲，使用的模式有以下 5 种：第一，管理培养模式。该模式是针对管理者进行培训，例如，培训社区卫生服务机构中的管理人员、培训医院院长。培训主要是为了让管理者了解家庭医学的相关概念、相关知识，掌握家庭医学的重要意义，明确家庭医疗服务有哪些特征，这样管理者才能在实际工作中提供理论层面的指导。第二，转岗培训模式。该模式主要是对已经从事社区卫生服务的工作人员进行培训，培训主要是针对缺失部分进行补足。第三，在职培养模式。该培养模式主要是对年轻医生或者学历水平较低的在职医生进行培养，经过培养之后，在职医生如果能够达到家庭医生设置的要求，那么将会获得资格认可，被授予相应的学历证明。第四，家庭医学生培养模式。该模式主要是对高考之后即将入学的毕业生进行培养。一般情况下，培养时间是 5 年，在 5 年的本科学习过程中，学生需要学习理论知识，进行临床实习。与此同时，还要参加调查实践。经过多方面的培养之后，学生一般可以成为合格的家庭医生。当下高等院校为了更好地适应社会发展，向社会输送家庭医生，通常情况下，会选择这种培养模式。第五，高层次培养模式。该模式的培养对象是具有本科学历的在职医生，这些在职医生的特点是接受过系统的培训实习以及实践研究，有一定的基础，所以，这些医生需要进行更高层次的培养。经过高层次的培养之后，这些医生将会变成合格的、基本符合我国国情需要的家庭医生。

2. 理论指导思路

理论指导要遵循的原则是保持基本理论的连贯，注重层次性的学习基本知识。第一，生物医学基础。生物医学主要了解的内容有人体结构学、发生学、解剖学、病理生理学等，生物医学要对人类的生命、人类的形态以及人类的活动有基本的了解，掌握各种疾病的发生规律、变化规律。第二，临床医学。临床医学主要学习的内容有诊断学、临床常见病处理、老年病学、药物治疗学、急救学。临床医学的课时比较重，可以达到总课时的 50%。通过临床医学的学习，学生可以对常见病症做出准确判断，并且能够综合运用中医方法、西医方法治疗疾病。与此同时，也能够掌握重症的处理方式。第三，行为医学。行为医学要学习的内容有流行病学、社区技能学、卫生学、家庭医学概论、心理学等。通过行为医学的学习，学生可以对社区工作有基本认知，也能掌握社区工作需要的人际关系处理能力。除此之外，学生还可以对社区开展科学的调查分析，判断社区病的来源，及时地进行社区病的预防管控治疗。与此同时，学生也会掌握卫生管理方面的知识，在实际社区工作中，学生可以运用卫生管理知识处理与社区家庭有关的医疗保健问题。

3. 技能培养思路

原则：临床技能通科化，社区技能社会化。

技能培养主要涉及以下两方面内容：一方面，院校应该设置实习基地，在实习基地内配置医疗机构、科研机构、预防机构等部门。在实习基地开展的实践活动应该包括远程会诊活动、社区调研活动、家庭病床活动、社区服务活动、妇幼保健活动、卫生防病活动。另一方面，建立终末城市实习基地。在终末城市实习基地需要进行社区健康促进实习、预防实习、医疗实习、保健实习以及信息管理实习。

第三节　家庭医疗

一、家庭医疗的定义

家庭医疗是指由专门性的家庭医生为个人或家庭提供持续性和综合性的医疗实践活动。它是在通科医疗的基础之上，结合生物医学、行为科学，以及社会学等学科的知识理论形成的基础医疗模式，对于人口规模较大的国家来说意义重大。家庭医疗与专业性的医疗结构相比，并不会根据疾病的特征划分为内科、外科、耳鼻喉科、儿科等专科医疗服务，而是以人为核心，主要以家庭为单位提供较为综合性的医疗服务。由于它能够为个人和家庭及时地提供较为人性化、个性化、综合性的基础性医疗服务，所以能在很大程度上缓解专门性医疗机构的运营压力，成为整个社会医疗保健系统的"门户"。

二、家庭医疗的基本特征

要比较完整地理解家庭医疗中的"全"字，至少包括以下5个方面，即5个"全"：①主动服务社区中的全体居民；②整合内、外、妇、儿等各临床全科的基本服务；③兼顾生物、心理、社会等全方面；④兼顾个人、家庭和社区的全方位；⑤防治保、康、教全体化。

（一）一级医疗服务

家庭医疗属于一级医疗的范畴，是公众首先接触和最常接触的第一线医疗服务，与公众关系最密切，对公众的生活和健康影响最大；是医疗保健系统的基础，也是公众进入医疗保健系统的门户。当家庭医生为患者及其家庭提供医疗服务时，要主动提高患者及其家庭对于家庭医疗的信任度和接受度，使家庭医疗在整个医疗保健系统中能够真正发挥作用。

（二）主动为社区中的全体居民提供服务

家庭医生从进入社区开始，就把自己的服务目标对准提高社区全体居民的健康水平，提高社区全体居民的生活质量。家庭医生不仅关心就诊的患者，也关心未就诊的患者和健康的人；不仅关心个人，也关心家庭和社区，充分考虑个人与家庭、社区的互动关系，通过主动服务家庭和社区，维护家庭和社区的健康，从而更有效地维护和促进个人的健康。所谓主动服务，就不可能在诊所里坐等患者，而是主动走进家庭和社区，了解社区全体居民的生活背景、需求和需要、找出潜在问题和问题发生的原因，发现规律，预测和预防问题的发生，主动解决社区居民尚未意识到的问题。

（三）以门诊为主体的服务

家庭医疗立足于社区和家庭，以提供门诊服务为主，一般不涉及医院病房内的服务。这种门诊服务不分时间和地点，特点是方便、及时、就近。

（四）以患者为中心的整体性服务

家庭医疗一定要以患者为中心，重视患者各个器官系统之间的作用关系，而不仅仅关注于较为突出的疾病特征，通过整合内科、外科、儿科、妇科、社会学、行为科学等多个学科的知识和实践经验，尽可能地满足患者所有的医疗需求。

（五）连续性的服务

连续性的医疗服务不单指为某一个患者一直进行某种疾病的治疗，而是家庭医生能够与患者及其家庭之间建立起和谐，类似"朋友式"的医患关系，不仅对于患者本身的疾病有深入了解，更对患者整个身体健康状态有全面的了解。这种连续性的责任和关系不因单一疾病的治愈或转诊而终止，不受时间和空间的限制，而且与是否患病无关。家庭医生与患者及其家庭的关系是开放式的，无论是家庭由组成到解体，还是疾病从出现到痊愈，医患关系始终存在。此外，连续性还体现在患者及其家庭的健康档案、医疗服务内容、医疗服务的地点与时间，以及服务对象的固定性和服务合同的长久性等方面。

（六）综合性的服务

家庭医疗的综合性主要体现在服务对象和服务内容范围层面。对于服务对象，家庭医疗不针对年龄阶段、性别、疾病的类型等作出区别划分；对于服务内容范围，个人和家庭及所在的社区都能享受到家庭医疗服务。

（七）协调性的服务

家庭医生是健康问题的筛选者，他们在社区中解决了大部分健康问题，只把极少的疑难问题转诊给专科医生去解决，因此家庭医生是医疗保健系统的协调者。仅凭家庭医生个人的力量是不够的，他们应该利用社区内外一切可以利用的资源，以便充分满足个人及其家庭的需要，家庭医生是各种资源的组织者和协调者。家庭医生是患者及其家庭需要的所有医疗保健服务的协调者，通过协调各种人员，组织有效的卫生服务团队，发扬团队合作精神，为患者及其家庭提供需要的所有服务。要提供协调性的服务，必须具备良好的组织、管理与交际能力。

（八）个性化的服务

疾病是人的疾病，而不是器官系统的疾病。服务是为人提供的服务，而不是为器官系统提供的服务。世界上没有两个完全相同的人，每个人都有自己独特的生活背景、个性和需要。因此，同一症状、疾病或问题在不同的人身上有不同的症状和反应，需要不同的服务和支持。只有充分了解这些，才能理解患者的问题，才能为患者提供他需要的服务；而且，理解患者比理解疾病更重要，如果家庭医生能够与个人及家庭形成较为和谐的医患关系，通过连续提供个性化、人性化的医疗服务，能够全面地了解患者自身的身体健康状态、饮食习惯，甚至患者自己都忽略了但又确实能够引发严重疾病的身体现象，从而进一步提供更加精准、有效的医疗服务。

（九）人性化的服务

人性化的医疗服务能够让患者获得情感上的安慰和安定，进而树立治疗病症的信心和决心，此种心理上发生的积极变化不仅能够让医生后续实施的治疗活动更加顺利，还能对治疗效果产生好的影响。因此，家庭医生必须掌握一定的情感交流技巧，主动与患者搭建起心灵沟通的桥梁。

（十）防治保、康、教一体化的服务

家庭医生一个人同时提供预防、治疗、保健、康复、健康教育服务，对患者需要的所有服务和过程全面负责，对患者来说，是一种方便、及时、周到、亲切、优惠、有效的基本医疗保健服务。

第三章　家庭医生签约服务功能

健康管理通过使用现代医学及管理学中提出的方法、手段、理论对社会上的个体群体进行健康监测、健康监督。在健康管理过程中，会使用全新的医学模式，也会遵循现代健康概念的要求，在现代医学知识的指导下分析对人类健康有危害的影响因素，有针对性地为社会个体或者群体提供健康方面的咨询服务。通过健康管理，人的健康发展会受到一定程度的干预。实施健康管理是变被动的疾病治疗为主动的管理健康，是符合现代医学模式要求的有效手段，是保证全民健康的有效途径，也是家庭医生制工作开展的有效方法。

第一节　基本医疗服务

一、基本医疗服务技能

（一）综合技能

世界卫生组织卫生人力开发教育处的博伦（C. Boelen）博士曾经在 1992 年提出过有关医生的概念，叫作"五星级医生"，五星级医生指的是医生应该具备 5 个方面的能力：第一，医生应该是医疗保健服务的提供者。医生要总体对患者的健康情况作出判断，并且为患者提供针对性的预防服务、康复服务。第二，医生应该是医疗决策者。医生要对患者的状况进行全面分析，为患者选择最适合的诊疗技术。第三，医生应该成为教育者。医生除了负责看病诊断之外，还应该对社区居民开展健康教育，使社区居民形成更强的健康意识。第四，医生应该是社区领导者。医生要积极参与社区健康管理。第五，医生应该是管理者。医生要参与到卫生部门或者卫生机构的保健工作中，助推卫生保健工作的全面覆盖。

家庭医生是社区卫生服务的主体，建立家庭医生制度是我国新医改的重要内容。作为健康管理的主要实践者和参与者，社区家庭医生需要掌握多项技能，包括社区健康档案管理及应用、社区居民健康风险评估、基于健康管理的社区常见慢性病干预、社区家庭医生沟通理论与技能、社区家庭医生信息化技能等。家庭医生具备了相应的综合技能，才有成为"五星级医生"的可能。

（二）健康风险评估及干预技能

健康风险评估（Health Risk Appraisal，HRA）是指根据健康检测所收集产生的健康信息，对个体和群体的健康状况及未来患病或寿命的危险性用各种健康风险评估工具进行定性和定量评估和分析的职业功能。健康危险因素干预是指应用临床医学、预防医学、行为医学、心理学、营养学和其他健康相关学科的理论和方法对个体和群体的健康危险因素进行控制和处理，预防疾病、促进健康、延长寿命的职业职能。

1. 资料收集

（1）收集患者的年龄信息、性别信息，统计疾病的发病率或者死亡率。在收集这些信息时，可以借助实验报告进行分析，也可以借助疾病监测进行分析。除此之外，还可以开展回顾性调查，最终得出与患病率或者死亡率有关的资料信息。对健康危险因素进行评价时，需要明确表明危险因素能够引发哪些疾病或者疾病的致死率是多少，也就是说，需要呈现出较为准确的数量关系。在研究时，研究对象的选择至关重要。通常选择主要的疾病列为调查对象，选择一种疾病而不是选择一类疾病，因为一种疾病的危险因素比较明确，可以进行评价；而一类疾病由多种疾病组成，不易于确定相应的危险因素进行评价，如选择冠心病，而不选择心血管系统疾病；选择肺癌和肠癌，而不选择全部肿瘤。有的疾病目前还找不到确定具有因果联系的危险因素，也不宜列入评价的疾病之列。通常情况下，是从该地区的所有疾病中选出与危险因素有明确确定关系的、相对重要的疾病作为评价对象。通常，疾病数量在 10~15。

（2）收集与危险因素有关的资料信息。通常情况下，收集危险因素资料时会采用问卷调查方式。危险因素主要包括环境方面的因素与医疗卫生服务过程中出现的因素。

需要收集的危险因素，可以分为下列 5 类：①行为生活方式，如吸烟、饮酒、体力活动和使用安全带等；②环境因素，如经济收入、居住条件、家庭关系、生产环境、心理刺激和工作紧张程度等；③生物遗传因素，如年龄、性别种族、疾病遗传史和身高、体重等；④医疗卫生服务，如定期体格检查、X 线检查、直肠镜检查、乳房检查和阴道涂片检查等；⑤疾病史除上述 4 类因素外，还应详细询问患病史、症状、体征及相应检查结果。例如，原因不明的肛门出血、慢性支气管炎、糖尿病和高血压；婚姻状况和生育史：初婚年龄、妊娠年龄、生育胎数等；家庭疾病史：家庭中是否有人患冠心病、糖尿病、乳腺癌、直肠癌、自杀和高血压等。

在进行大量的病因学研究之后，人们获得了一定的研究成果，下面 8 种疾病和危险因素之间存在的关联得到了基本确定：第一，冠心病，与冠心病有关的危险因素主要有糖尿病史、家族遗传史、吸烟、个人体力活动、体重以及血清胆固醇含量。第二，乳腺癌，与乳腺癌有关的危险因素主要是家族史。如果家族中有女性患有乳腺癌，那么其他女性的患病危险程度会有所提升，除此之外，是否定期进行乳腺检查也是乳腺癌病发的危险因素。在判定乳腺癌的时候，可以通过患者年龄指标以及哺乳式指标判断。第三，子宫颈癌。与子宫颈癌有关联的危险因素是是否定期进行阴道涂片检查。在社会快速发展的情况下，个体普遍在更早的年龄开始性生活，在这种情况下，个体需要定期安排阴道涂片检查，这样有助于预防子宫颈癌。第四，肠癌。与肠癌有关的危险因素是肠出血、肠炎、肠息肉以及肠壁溃疡。想要更早地发现肠癌，需要定期进行直肠镜检查、肛指检查。第五，肺癌。与肺癌有关的危险因素主要是吸烟，除了主动吸烟之外，还有被动吸烟，吸烟的数量、时间以及年龄都与肺癌的形成有直接关系。第六，肝硬化。与肝硬化有关的危险因素主要是饮酒，饮酒的数量、时间、种类与肝硬化的形成有直接关系。除此之外，肝炎史、血吸虫病史也是判断肝硬化是否形成的重要参考指标，并且是主要的危险因素。第七，脑血管疾病。与脑血管疾病有关的危险因素是高血压、糖尿病、高胆固醇及吸烟。除此之外，年龄的增长、体力活动的缺失、盐的大量摄入也会诱发脑血管疾病。第八，肺结核。与肺结核有关的危险因素是阳性接触以及经济社会地位低下。个体应该定期做 X 线检查预防肺结核。

2. 资料分析

（1）转化危险因素，变成危险分数。在评价危险因素时，这一步骤的转化至关重要，只有危险因素变成了分数，才可能进行后续的定量分析。如果危险因素和平均水平基本相当，那么转换时可以将此时的危险因素转化成分数 1.0，危险分数 1.0 代表个体因某种疾病、死亡的概率和整个地区个体死亡率相等。如果危险分数比 1.0 大，则说明个体因某种疾病、死亡的概率比整个地区的个体死亡率大。也就是说，危险分数和死亡概率之间呈正相关关系。相反，如果危险分数比 1.0 小，则说明个体因某种疾病死亡的概率比整个地区的个体死亡率小。通过危险分数作为中间媒介，可以对危险因素和死亡率之间的关系作出判断。当危险分数转化时，通常情况下可以使用两种转换方法：一种是借助多元回归分析方法构建与危险因素及死亡率因素有关的函数，并且使用数学公式将二者之间存在的定量关系精准地表达出来。想要构建数学公式或者函数关系需要进行大量的流行病学研究，只有形成了研究成果，才能构建出函数关系，形成数学公式。另一种是使用经验评估方法，该方法的运用需要邀请专家参与，需要专家对流行病学研究进行分析，判断危险因素和病死率之间存在的关系是否密切。

（2）计算组合危险分数。根据已经获得的流行病学调查结果可以发现危险因素和疾病之间并不是完全的一对一关系，某一个危险因素可能会影响很多疾病，某一种疾病有可能会受到多种因素的综合作用、综合影响。当多种因素共同作用于一种疾病时，疾病的表征会更明显。之前有文献报道过：肺癌死亡率和吸烟以及石棉接触两个因素有直接关系，并且这两个因素会对肺癌的形成产生综合影响。如果个体不吸烟，也不接触石棉，那么个体的死亡率和整个地区的死亡率是相同的，也就是说，这时个体肺癌死亡率比值是 1.0。如果个体没有吸烟习惯，但是有机会接触石棉，那么个体的肺癌死亡率比值将会上升到 5.17。如果个体有吸烟习惯，但是没有机会接触石棉，那么个体肺癌死亡率比值将会上升到 10.85。如果个体有吸烟习惯的同时还有机会接触石棉，那么个体的肺癌死亡率比值将会直线上升到 53.24。除此之外，还有文献报道冠心病的发作会同时受高血压和吸烟两个因素的影响，这两个因素会产生综合诱发作用。如果把没有高血压病史也不吸烟的个体患有冠心病的危险程度定义成 1.0，那么，当个体有吸烟习惯，但是没有高血压病史时，患冠心病的危险程度为3.3；当个体没有吸烟习惯，但是有高血压病史时，患冠心病的危险程度是15.9；当个体既有吸烟习惯，也有高血压病史时，患冠心病的危险程度是18.4。由上述可以发现，如果某一种疾病有多个危险因素，那么在计算危险分数时需要将多个因素共同转换，让其变成危险分数。

（3）存在死亡危险。存在死亡危险是指在危险因素单独或联合作用下，某种疾病可能发生死亡的危险程度，等于疾病平均死亡率乘以该疾病危险分数。例如，40~44岁组男性冠心病的平均死亡概率为1877/10万，现某41岁男性的冠心病组合危险分数为1.91，则此人今后10年因冠心病存在的死亡危险为1877×1.91，即等于3585/10万，比当地该人群平均死亡水平高1.91倍。

（4）计算评价年龄。评价年龄是指依据年龄和死亡率之间的函数关系，从死亡率水平推算得出的年龄值。计算方法是将各种死亡原因的存在危险因素相加，得出总的死亡危险值。用合计存在死亡危险值查评价年龄表，可得出评价年龄值。

3. 健康干预

健康干预主要是针对健康人群、亚健康人群、疾病人群的健康危险因素进行全面监测、分析、评估、预测、干预和维护的全过程。实施健康干预是变被动的疾病治疗为主动的健康管理，以达到节约医疗费用支出、维护健康和促进健康的目的。健康干预服务体系具体包括：①采集健康状况信息；②健康状况评估预测；③建立电子健康档案；④设计健康指导方案；⑤跟踪干预服务。

（三）健康教育与健康促进技能

健康教育工作或者健康促进工作的开展是全社会的、整体性、系统性的工程。从技术角度分析，可以发现健康教育主要是临床医生负责，有很多慢性病需要临床医生探索创新，转换思路。临床医生在不断探索过程中发现健康教育至关重要，他们也由此变成了推行健康教育的主要力量。当今社会在变化，人们对健康有了更高的要求，人们开始关注健康知识、健康信息。这要求家庭医生也要关注健康教育，引导人们学习健康知识，满足人们对健康提出的需求。

1. 健康教育基本特征

（1）健康教育追求的是使教育对象实现知识、观念和行为改变的统一。知、信、行是表述健康教育最基本内涵的"三字经"，其核心是提倡有益健康的行为和生活方式。其中，健康教育的基础是知识与学习，健康教育的动力是态度与信念，健康教育的目标是形成良好的健康行为。健康教育工作者在宣传吸烟有害健康时，应该从多个角度入手，让群众知道吸烟会引起哪些疾病与吸烟的致死率。在群众意识到吸烟引发的严重危害之后，会更加关注自身健康，也会关注吸烟对他人健康产生的不良影响，以此来抵制不健康的吸烟行为。

（2）健康教育活动是从计划、实施到评价的一个完整的工作过程。关键是针对特定人群的特定健康问题，提出预期的目标和相应的健康教育策略与方法，并对活动实施的效果作出科学、客观地评价。

（3）健康教育的基本策略是信息传播、行为干预和社区组织。健康教育人人需要。健康教育不仅是教育活动，而且是社会活动。在健康教育中，领导支持是关键，部门协调是保证，群众参与是基础，医护人员、街道、居委干部是开展健康教育活动的骨干力量。事实上，健康教育活动既可以针对每个人，影响其行为习惯和生活方式；也可以针对某个人群，如对医护人员，促使他们改进医疗服务，加强对患者与公众的保健教育；又可以针对领导者，力求政策的决策者或执行者重视公共卫生，改善影响人群健康的社会与物质环境。

2. 健康教育目的

（1）增强人们的健康，使个人和群体达到健康的目的。

（2）提高和维护健康。

（3）预防非正常死亡、疾病和残疾的发生。

（4）改善人际关系，增强人们的自我保健能力，使其破除迷信，摒弃陋习，养成良好的卫生习惯，倡导文明、健康、科学的生活方式。

（5）增强健康理念，从而理解、支持和倡导健康政策、健康环境。

3. 健康教育重点

健康教育重点有以下 8 点：

（1）吸烟。

（2）饮酒过量。

（3）不恰当的服药。

（4）缺乏经常的体育锻炼，或突然运动量过大。

（5）热量过高或多盐饮食、饮食无节制。

（6）不接受科学合理的医疗保健。

（7）对社会压力产生适应不良的反应。

（8）破坏身体生物节奏的生活方式。

4. 健康教育手段

（1）语言教育方法：口头交谈；健康咨询；专题讲座；小组座谈。

（2）文字教育方法：卫生标语；卫生传单；卫生小册子；卫生报刊；卫生墙报；卫生专栏；卫生宣传画。

（3）形象化教育方法：图片、照片、标本、模型、示范等。

（4）电化教育方法：广播、投影、录像带、VCD 等。

5. 患者健康教育

（1）门诊教育。包括候诊教育、医生口头咨询教育、开具健康教育处方。

（2）住院教育。包括入院教育和病房教育。

（3）出院教育。

（4）随访教育。包括电话随访、走访。

6. 人际传播方法

人际传播指的是人和人之间进行的交流活动、沟通活动，可以发生在个人之间、群体之间以及个人和群体之间。人际传播具有针对性强、交流充分、反馈及时等优点，这种传播方式在社区健康教育中尤为常用和有效，社区全科医生、卫生工作人员应该是该社区健康问题的权威和健康传播者，可以应用在诊病时、患者咨询时、出诊家访时进行"个人与个人"的传播；组织专题讲座、授课、演讲适用于"个人与群体"传播；座谈、讨论适用于"群体与群体"传播，这三方面都可进行人际健康知识传播。人际传播应注意以下传播技巧：第一，人和人之间的沟通需要建立在尊重、信任以及理解的基础上；第二，人际健康知识传播需要传播者对社区内居民的健康情况有基本的了解，这样才能有针对性地回答居民提出的健康问题，才能有针对性地传授给居民们感兴趣的健康知识；第三，健康知识的传播需要使用居民容易理解的语言，不宜使用过多的医学术语；第四，人际健康知识传播需要体现出科学性、严谨性。

7. 健康相关行为干预模式

健康相关行为是指个体或团体的与健康和疾病有关的行为。一般可分为促进健康的行为和危害健康的行为两类。促进健康的行为是个人或群体表现出的客观上有利于自身和他人健康的一组行为。包括：

（1）日常健康行为，如合理营养、平衡膳食、睡眠适量、积极锻炼、有规律作息等。

（2）保健行为，如定期体检、预防接种等合理应用医疗保健服务。

（3）避免有害环境行为，"环境"既指自然环境（环境污染），也指生活环境。

（4）戒除不良嗜好，戒烟、不酗酒、不滥用药物。

（5）求医行为，觉察自己有某种病患时寻求科学可靠的医疗帮助的行为。例如，主动求医、真实提供病史和症状、积极配合医疗护理、保持乐观向上的情绪。

（6）遵医行为，已知自己确有病情后，要有积极配合医生、服从治疗的行为。

（四）医学伦理学技能

医学伦理学是运用一般伦理学原则解决医疗卫生实践和医学发展过程中的医学道德问题和医学道德现象的学科。它是医学的一个重要组成部分，也是伦理学的一个分支。以下介绍医学伦理学的基本原则及注意事项。

1. 不伤害原则

不伤害原则指的是治疗不能对患者的身体和心理造成额外伤害，医务工作者只能针对医疗必须方面进行治疗。如果医疗工作者使用了没有帮助的治疗手段或者被禁止的治疗手段，医务工作者的行为就违反了不伤害原则。

但是不伤害原则并不是完全绝对的，有些检查或者治疗方法在符合患者适用证的情况下也会造成身心方面的伤害。例如，肿瘤化疗会对免疫系统造成伤害。

在临床治疗过程中，很多治疗方法都显现出了双重效应。也就是说，治疗方法可能会带来直接效用，也可能会带来间接效用。例如，如果母亲在怀孕过程中出现了生命危险，那么医生会作出人工流产处理。这时，挽救母亲的生命就属于直接效应，而胎儿的死亡就是间接效应。

临床过程中，患者可能会因为以下原因受到伤害：医务人员知识水平较低，知识储备不足；医护人员没有及时回应患者呼叫；医护人员对患者及其家属有言语方面的辱骂；医护人员要求患者强行治疗；医护人员拒绝治疗患者；等等。上述行为都是因为道德问题产生的，在实际的临床过程中应该避免。

不伤害原则可能与其他原则存在冲突：首先，可能和有利原则形成冲突，如果糖尿病患者溃疡情况比较严重，在使用治疗手段之后病情没有得到缓解，并且可能会面临败血症问题。这时，医生就会做出截肢处理，虽然这一处理在表面上造成了患者身体的伤害，但是保证了患者的生命安全，这种做法符合有利原则。其次，可能会和尊重原则形成冲突。医疗工作者需要尊重患者做出的自主选择，在这种情况下，医护人员可能无法选择最有利于患者的治疗方式。

2. 有利原则

有利原则指的是医务人员在治疗过程中，应该从保证患者健康、维护患者基本权益的角度出发。在有利原则的要求下，医护人员需要根据患者显现出来的疾病特征进行行之有效的治疗。也就是说，医务人员的行为需要和疾病解除有关，需要缓解患者的痛苦，让患者真正受益，而不会给患者带来损害。有利原则和其他原则之间也可能存在冲突：首先，可能和不伤害原则形成冲突，医务人员实施的救治行为在缓解患者痛苦的同时也可能带来一些副作用，所以，医务人员在救治时需要对自己行为的利害进行权衡分析，然后做出最有利于患者的医疗行为，尽可能地降低患者受到的危害。其次，可能和自主原则形成冲突，医务人员无法真正为患者的治疗做出决定，只能给予患者相应的治疗建议，在患者对治疗作出的自主决定和医务人员的主观想法不吻合的情况下，有利原则就可能无法贯彻落实。例如，患者可能会因为经济原因或者情感原因而选择对自己不利的医疗处理方式。有些时候，孕妇在被明确告知继续怀孕可能会危害自身健康时，也可能会为了生下宝宝选择继续妊娠，而没有听取医生作出的终止妊娠的建议。最后，可能和公正原则形成冲突，这一点可以参考上面做出的论述。

3. 尊重原则

尊重原则指的是医生需要尊重患者的主观想法，在尊重别人想法的基础上理性地做出决定，但是，需要注意的是医务人员对于患者主观想法的尊重并不代表医务人员可以不承担自身的责任。医护人员仍需要承担自己作为医生的责任，努力构建自身和患者之间的良好关系。尊重患者要求劝导患者放弃不理智的行为，帮助患者选择更加科学、更加适合的治疗方案。与此同时，帮助患者树立对抗疾病的信心，让病人对疾病有正确的认知和了解。一般情况下，在医生作出详细的解释之后，患者会选择医生提供的建议。如果患者的主观层面上做出了不利于自身生命健康的选择，医生应该有效地劝导。如果患者做出的选择和其他人之间或者和社会之间存在利益冲突，那么，医生在履行自身对他人和社会的职责时，也需要关注患者的得失，尽可能地降低患者的损失。如果患者无法自主做出选择，医生应该和患者家属或监护人进行有效沟通。

4. 医疗公正

医疗公正指的是所有个体都平等的享有医疗资源使用的权利，所有人都应该平等地获取医疗卫生资源。医疗实践领域公正包括形式，也包括公正本身的内容。在分配稀有资源时，需要考虑患者的实际需求。

5. 保护隐私

作为从事对人群或个人健康和疾病的监测、分析、评估及健康维护和健康促进的专业人员，家庭医生服务的一个特点就是需要了解服务对象尽可能多的信息，并进行全程管理。以健康调查为例，既需要进行生物学调查（年龄、体重、血、尿）、个人医学史（家族病史、过去病史、预防接种情况生长发育史、婚姻生育史）、行为习惯及生活方式（吸烟、饮酒、运动、饮食、睡眠等）、心理因素（个性、情绪、压力、紧张度等），也需要了解社会环境因素（工作性质、居住条件、经济收入、家庭关系等）、医疗服务水平（当地社会保障水平、个人健康意识、医疗投资及医疗技术水平）等若干信息，其中含有大量的个人信息。在民主化进程得到提高、个人权益保护意识日渐提高的今天，尤其在信息化时代，保护服务对象的隐私已成为健康管理工作巨大的课题和挑战。

如果家庭医生不能保护服务对象的隐私，随意泄露给他人，将严重损害健康管理行业的诚信和荣誉，最终导致管理方和被管理方惨重的损失。

6. 团结合作，共同参与

健康管理就是为个体和群体（包括政府）提供有针对性的科学健康信息，并创造条件采取行动来改善健康，它需要提高全社会的认识，营造良好的健康管理文化氛围。健康管理事业的蓬勃发展，一方面要有完善的法律制度保障，即政府的支持，另一方面需要企业、学校等机构的投入，以及民众对健康管理理念的心理认同。以美国为例，政府重视与健康管理相关的组织建立合作伙伴关系，也特别强调公众的参与。从政府到社区、学术界、企业界、医疗保险和医疗服务机构、健康管理组织、雇主、员工、患者、医务人员，人人都参与健康管理，并通过不同的合作项目，使政府机构、协会、学校、研究机构及其他非政府组织都参与进来，共同监督和促进健康管理的发展。只有调动服务对象的积极性，才能达到最佳的健康管理效果。家庭医生的健康管理服务可能并不直接为服务对象提供诊断治疗。因此，调动个人、集体和社会的积极性，有效地利用有限的物力和人力资源来控制疾病，促进健康，从而达到最佳的健康管理效果，是健康管理较为理想的状态。

（五）医学信息学技能

1. 医学信息学

医学信息学是对生物医学进行研究、利用生物医学数据和知识展开深层次探索的科学。医学信息学可以应用于卫生管理以及临床实验过程中。医学信息学属于交叉性学科，它涉及信息论控制论知识、人工智能知识、仿生学知识以及计算机技术知识，在 20 世纪 90 年代初，医学信息学诞生，医学信息学最初依托的是医学图书情报，后来在科学技术快速发展的情况下，医学信息学逐渐兴起。医学信息学主要包括：医院信息系统、医院决策支持系统、医学图像处理、医学数据库、医学统计分析、远程医学等。家庭医生应对以下内容有所了解。

第一，医院信息系统。该系统的建设需要使用网络通信技术以及计算机软件技术、硬件技术。构建出医院信息系统之后，可以对医院的人力资源、物力资源、财力资源进行综合管理。与此同时，系统还可以收集数据、处理数据、加工数据。依托于信息系统，医院可以开展更大范围的自动化管理。第二，医学决策支持系统。该系统主要是为患者提供服务，它可以针对患者的疾病状况制定适合的治疗方法。第三，医学数据库。现代社会的人们已经意识到数据库的重要作用，人们也开始在各种各样的领域应用数据库。近几年，医学发展开始注重数据库的建设，并且取得了一定的成果。建设出的数据库有综合型、专业型、文献型、事实型等。众多类型的数据库为医学工作者的科学研究提供了支持，医学工作者可以更方便地获取生物医学信息。第四，医学统计分析。经过统计分析处理之后，医学工作者可以获得快速的实验结果，也能够使数据发挥更重要的作用。在医学研究中使用合理的统计方法可以尽可能地减少受到危险因素影响的患者。通常情况下，应用在医学统计中的软件是 SAS 统计分析、SPSS 统计分析。第五，医学图像处理。具体来讲，主要涉及医学图像处理系统、医学图像处理技术。第六，医学信号分析。具体来讲，主要包括信号检测、信号控制、计算机心电图分析、新技术测试。第七，远程医学。远程医学，指的是跨越空间距离开展的医学服务或者医学信息交流。远程医学需要依赖现代通信技术以及多媒体技术，远程医学包括远程医学诊断、医学问题咨询、医学护理、医学教育、医学信息服务等内容。

2. 健康管理信息化系统

（1）医院信息系统。医院信息系统（Hospital Information System，HIS）是由计算机及相关设备、设施构成的，按照一定的应用目的和规划对医院各类信息进行收集、加工、存储、传输、检索和输出等处理的人机环境。医院信息系统与医院的放射信息系统（Radiology Information System，RIS）和医学影像存档与通信系统（Picture Archiving）相结合，并进一步引入智能化管理方法，将构成面向21 世纪的现代化医院信息系统。

（2）临床信息系统。该系统对于医院运行来讲至关重要，它可以存储患者的信息，也可以进行信息处理。临床医护人员以及其他医疗工作者可以借助该系统更好地制定诊断决策。临床信息系统主要包括：医生工作站系统、护理信息系统、检验信息系统（Laboratory Information System，LIS）、放射信息系统（RIS）、手术麻醉信息系统、重症监护系统、医学影像存档与通信系统（PACS）等。

（3）医学影像存档和通信系统。该系统应用于医疗设备的管理，该系统可以采集一些影像，并且对医学影像做出数字化处理。与此同时，还能存储图像、管理图像、传输影像、重现影像。

（4）放射信息系统。该系统的作用是完善放射科的工作流程管理。通常情况下，放射信息系统设计的流程包括：登记预约、医院就诊、影像产出、打印报告、审核报告、发布结果。

（5）医院临床检验信息系统。医院临床检验信息系统（LIS）是一个能实现临床检验信息化、检验信息管理自动化的网络系统。其主要功能是对检验的实验仪器传出的检验数据进行分析后，自动生成打印报告、通过网络存储在数据库中，使医生能够通过医生工作站方便、及时地看到患者的检验结果。

3. 健康档案管理

健康档案可以记录个体从过去到现在的所有健康行为、健康事件，比如，个体日常的生活习惯、既往病史、接受治疗的信息、体检结果。

建立居民健康档案的目的和意义在于：通过建立完整、真实的健康档案，有助于促进社区卫生服务的规范化，提高社区卫生服务的质量，有利于社区卫生服务工作者了解居民对社区卫生服务的需求，有针对性地提供居民需要的社区卫生服务，改善基层社区人民的健康状况、卫生状况，与此同时，也能够加强基层社区的卫生管理，保证卫生资源的充分利用、科学利用。健康档案对于医疗卫生的规划发展来讲至关重要，是全科医生全面掌握居民健康状况的基本工具，是全科医疗教学的重要参考资料，也是宝贵的科研资料，还是司法工作的重要参考资料❶。

二、基本医疗服务学科知识

（一）预防医学

1. 社区常用的流行病学基本原则和指标

（1）疾病的分布与描述指标。

---

❶ 上海市医学会全科医学分会. 家庭健康的守护人：全科医生 [M]. 上海：上海科学技术出版社，2017：102-013.

（2）疾病的病因与病因推断。

2. 社区预防保健

（1）疾病预防的策略和措施。

（2）传染病防治。

（3）慢性非传染疾病防治。

（4）伤害的预防。

（5）残疾的预防。

（6）环境、职业卫生与健康。

（7）社区营养与健康。

（二）康复医学

康复医学包括：①康复评定；②康复治疗；③社区常见病、伤残的康复。

（三）中医学

中医全科参照中医类别全科医师培训大纲，全科医师和中医全科医师均应掌握中医健康管理技能。

（四）实用技术

实用技术包括：①社区用药；②放射诊断学；③超声诊断学；④心电图检查；⑤内窥镜检查；⑥掌握输液与输血的操作方法、步骤及注意事项；⑦掌握导尿术的目的、用物准备、操作方法及导尿注意事项；⑧掌握灌肠法的目的、用物准备、操作方法及注意事项；⑨掌握皮内注射法的目的、用物准备、操作方法及准备工作；⑩掌握胃插管术的适应证、禁忌证、操作方法及准备工作。

三、河北省整合型医疗服务体系构建研究

（一）参与式教学法在康复护理学教学中的实施

高等护理教育体系中的重点课程就是康复护理学。康复护理学发挥的是桥梁作用，它可以将基础理论课程和临床康复护理联结起来。学习康复护理学的知识

之后，专科护理学生就可以掌握与护理有关的理论知识以及技能。知识的传递需要依托课堂，作为教学工作者，应该选择适合的课堂教学方法，以此来保证教学活动可以取得良好成果。对高职院校的教学方式进行分析，可以发现大多数院校使用的是"填鸭式"的教学方法，教师一味地向学生灌输知识，学生被动地接受教师传递的知识。这种方式使教师和学生都没有表现出较强的积极性、主动性。这种教学方式不仅对当前的教学质量产生影响，也会对后续的护理人才培养产生不良影响。现代教育理论指出教学需要激发学生的主动性，需要教师指导学生有效学习，需要赋予学生主体地位。所以，康复护理学教学当下要思考的问题是如何培养学生的积极性、主动性。参与式教学是一种全新的教学形式，它强调教学手段的多元化，强调学生积极性、主动性的激发，注重师生之间的交流以及信息反馈，注重学生之间的小组探讨、合作分析。参与式教学希望通过学生的参与激发学生的主动性、积极性，让学生对事物产生兴趣。在师生共同参与的情况下，教学最终可以完成师生的知识同步、思维同步。在参与式教学过程中，教师和学生之间除了能够分享更多的知识，达成共识之外，教师和学生之间还能进行充分的情感沟通，达到情感上的共鸣。可以说，相比于传统的教学模式，参与式教学更有助于康复护理学教学目标的实现，更有助于学生顺利衔接之后的实践教学活动。为了提高教学效果，培养适合护理岗位需求的高素质专业人才，现将参与式教学法引入康复护理学的教学中取得的效果，报告如下。

1. 资料与方法

（1）一般材料。选取我院护理专业两个班级 62 人分别作为研究对象，按照教学方法不同分为对照组和观察组，所有学生均参加全国统一高考招生进入我院，均为 4 年制本科专业。其中对照组 30 人，男生 6 人，女生 24 人，年龄为 19~24 岁，平均年龄（20.8±1.2）岁。观察组 32 人，男生 7 人，女生 25 人，年龄为 18~25 岁，平均年龄（20.4±1.4）岁。两组学生在年龄、性别、基础成绩等方面均无显著性差异（$P>0.05$），具有可比性。

（2）方法。两班学生前期学习基础课程的课程标准、教学内容、任课教师和教学进度均一致。对照组学生采用传统课堂教学方式进行教学，教师合理规划课时，利用多媒体设备、电子课件、板书等工具进行讲解，每节课留出 5 分钟答疑时间，如学生有不清楚的地方可在课下询问。观察组学生采用参与式教学法进行教学。

具体内容如下：①分组。根据"组间同质、组内异质"的原则，将全班学生分成若干教学小组，同时选出组长，负责该组的协调、组织、联络、管理工作。②教学准备。通过访谈、问卷等形式收集资料，分析学生特点，制订教学设计方案，课前分发给学生。学生根据教学方案引导，以小组为单位，利用网络等途径查阅相关文献资料、文献，在教师的指导下拟订教学计划，书写授课教案，制作多媒体课件等。③教学形式。A. 理论知识。每个小组根据教学内容的先后选取一名代表对课程内容进行讲解，小组成员在代表讲解完后进行补充，其他小组对不明白或存疑的地方进行提问。教师在此过程中记录学生的讲解效果和不足，在全部学生讲解完后进行总结评价。B. 实践内容采用多种灵活、生动的形式，如使用分组角色扮演、情境模拟为主线的教学方法，此外，备课时，可根据不同的情况设置不同的场景，安排不同的角色，布置到不同的小组中让小组每个成员去体会这些角色在康复护理工作中不同的护理操作，加强了学生对知识点的掌握程度。④采用多种考核相结合的方式进行考核。具体来讲，可以使用平时考核方式以及课程结束考核方式。平时考核主要涉及学生参与的备课、讲课、讲评、考核。

（3）观察指标。对比观察两组学生期末成绩情况，评估两组学生的综合技能水平情况。其中学生的综合技能水平采用自制调查问卷的形式，共 10 个条目，满分 100 分，共发放问卷 62 份，回收问卷 62 份，回收率 100%，有效率 100%。

2. 结果

观察组学生的期末成绩平均分数为（84.25±3.78）分，对照组学生的期末成绩平均分数为（75.64±5.14）分，两组比较，差异具有统计学意义（$L = 67.353$，$P = 0.000 < 0.05$）。

3. 讨论

（1）传统课堂教学的局限性。随着经济的发展及老龄化的到来，我国医疗服务需求呈现日益增长的趋势。传统的"填鸭式"教学模式把学生视为"知识容器"，教师仅满足将教材内容灌输给学生，学生成为知识的被动接受者，教师成了名副其实的"传道"者。学生只是在教师的"牵引"下照本宣科，积极性和主动性不高，个人的创造潜能和个性被压抑，学生直观的、具体的思维方式得不到充分的发挥，教学质量不高。康复护理教学重在培养学生个人的学习能力和实践能力，而教师的个人精力相对有限，难以保证不同差异的学生的需求获得针对性满足。

（2）参与式教学法。参与式教学法是一种将学生纳入教学体系中的教学方法，最大的特点是不再以教师为中心进行单方面教学，而是由学生参与到教学中，将学生放在中心位置，教师进行引导。参与性教学主要有以下 3 个步骤：①遵循难度适宜、任务量相似的原则，将课程内容进行科学合理的划分；②分成若干小组，进行分配任务；③教师可以进行固定小组的分配，也可以根据每次的教学内容予以变更。讲解过程采用多种有趣、生动的表现形式深化学生对康复护理的认识，加深学习的印象。实践操作中通过发现问题，改进问题，增强学生的操作能力。教师进行点评，指出学生有待改进的地方并加以改正，进一步提高学生薄弱的部分。

（3）参与式教学法的先进性。运用参与式教学法，可以提高学生的学习兴趣。首先，学生从知识的接受者成为教学的参与者，增强了学生的主观意愿。小组成员之间、小组之间都投入到课程的讲解中，在比较中加深了学生的竞争心理，在整个班级中营造了良好的学习气氛。其次，提高了学生独立解决问题的能力。学生小组在接到任务后，需要对任务进行再分解，学生要通过图书馆和网络进行资料查询并进行汇总，然后整合组内不同成员的意见，汇聚成语言材料。这一系列活动不仅锻炼了学生提出问题、解决问题的能力，而且培养了学生的团队精神。研究结果发现，观察组学生的期末成绩和综合技能评分均优于对照组，两组比较，差异均具有统计学意义（$P<0.05$）。康复护理工作是团队协作的工作，需要护理人员默契的配合，任何一个环节出现失误都将影响患者的治疗效果。最后，在参与式教学中，学生对整个任务进行分配、汇集、整合，极大地加深了小组成员间相互了解的程度，增强了团队配合能力，提高了学生的自信心，锻炼了心理素质。

总之，参与式教学法在教学中体现了以学生为主体、教师为主导的教学理念，能够有效激发学生学习的主动性和参与度，提升学生的综合素质能力，提高教学的效果。

（二）腹腔镜微创手术在胆囊结石并胆囊炎患者中的应用研究

在临床治疗中，胆囊疾病患者数量呈现出增加的趋势。其中，胆囊结石并胆囊炎患者，是比较常见的患病群体，导致患者出现合并症的原因有很多，包括患者在日常饮食中，出现了过饱的现象，在油腻食物的摄入量方面有所增加，患者自身的劳累程度有所提高等，都容易对患者的身体机能造成严重的破坏，最终促使胆囊结石并胆囊炎的出现。临床针对该病的治疗，主要是通过手术方法来完成，因此，研究优秀手术治疗，对患者具有积极意义。文章针对腹腔镜微创手术在胆囊结石并胆囊炎患者中的应用展开讨论，现报告如下。

1. 资料与方法

（1）一般资料。将我院收治的胆囊结石并胆囊炎患者作为研究对象，所有患者的入选年份均集中在 1 年内，患者总计 120 例。在分组研究中，将 120 例患者，应用抽签的方法，随机划分为两组，包括观察组与对照组。观察组：本组患者总计 60 例，男 40 例，女 20 例；年龄最小患者为 27 岁，年龄最大患者为 64 岁，患者的平均年龄为（45.3±1.7）岁。对照组：本组患者总计 60 例，男 42 例，女 18 例；年龄最小患者为 26 岁，年龄最大患者为 62 岁，患者的平均年龄为（44.3±1.2）岁。两组患者在一般资料的对比中，差异无统计学意义，$P>0.05$。

（2）方法。针对观察组患者，实施腹腔镜微创手术治疗；针对对照组患者，实施常规手术治疗，对比两组患者的临床治疗情况。对照组患者实施开腹手术治疗，在所有的准备工作完成以后，从患者的右肋边缘开始，斜着向下进行手术切口的制作❶。同时，朝着患者腹部的右上方位置，经过患者的腹直肌，进行切口的制作，对患者实施治疗干预。观察组患者在治疗过程中，应用腹腔镜微创方法进行干预。主要对患者应用"3 孔法"来治疗，在治疗过程当中，需保证患者的

---

❶　何更生. 胆囊结石并胆囊炎患者经腹腔镜微创疗法与开腹手术治疗的临床效果比较探讨 [J]. 世界最新医学信息文摘，2016，7（8）：56-57.

腹部气压维持稳定,具体保持在 15mmHg 左右❶。在此基础之上,需要将患者剑突以下的位置,设定为治疗的操作孔,在剑突的下孔中,有效地取出胆囊。

(3)统计学处理。本研究应用 SPSS 17.0 统计学软件对得到的数据展开分析;相关数据应用 t 进行检验;以 $P<0.05$ 为差异具有统计学意义。

2. 结果

经过临床统计,观察组患者的切口长度为 3.01±0.04cm,手术时间为 34.00±6.02min,术中出血量为 28.47±7.23mL。对照组患者的切口长度为 9.73±4.54cm,手术时间为 50.11±7.74min,术中出血量为 74.70±11.69mL,两组患者比较差异有统计学意义,$P<0.05$,观察组明显优于对照组。

3. 讨论

就胆囊结石并胆囊炎而言,其往往表现为突然发病的情况,而患者在之前的饮食、生活中,并没有感觉明显的异常。为此,当患者发病后,必须及时送往医院治疗。腹腔镜微创手术治疗,无论是技术上,还是操作上,均获得了较大的提升,将传统开腹手术的缺点做出改良,包括切口过长、手术步骤过于烦琐等。相比之下,观察组患者应用腹腔镜微创治疗后,其在各项指标上,明显优于对照组患者,$P<0.05$。胆囊结石并胆囊炎患者,通过实施腹腔镜微创手术治疗,能够帮助患者在较短的时间内完成手术,患者自身遭受到的切口长度较短,术中出血量较少,在术后容易康复。腹腔镜微创治疗,在可行性、可靠性方面,均要比一般的常规手术更加理想,得到了患者及其家属的认可。笔者建议在今后的临床治疗中,对腹腔镜微创手术进行广泛推广和应用。

(三) 尺骨冠状突骨折患者应用肘关节尺前侧切口空心钉内固定治疗的临床效果

尺骨冠状突属于机体肘关节十分重要的内侧稳定类结构,若该部位发生骨折需及时、有效治疗,否则,将会对机体肘关节功能造成极大影响。尺骨冠状突骨

---

❶ 黄义明,彭彬,邹懿. 腹腔镜微创手术在坏疽性胆囊炎患者中的应用及对胆红素的影响 [J]. 医学综述,2016,8 (9):1576-1579.

折发生多因患者摔倒、过度伸展肘关节、手着地冠状突经肱骨前肌肉牵拉撕脱、肱骨下端遭受撞击等原因出现骨折，患者多合并尺骨鹰嘴骨折、桃骨小头骨折、内侧副韧带前束损伤、肘关节后脱位等症状。本研究主要对尺骨冠状突骨折患者借助肘关节尺前侧切口空心钉内固定治疗的效果进行分析，现报告如下❶。

1. 资料与方法

（1）一般资料。选取 25 例尺骨冠状突骨折患者为研究对象，其中男 17 例，女 8 例，年龄为 21~47 岁，平均（32.42+3.11）岁，骨折原因：8 例交通伤，11 例高处坠落、3 例运动伤、3 例其他。Regan Morrey 分型：I 型 17 例，M 型 8 例。单纯尺骨冠状突骨折 9 例，合并尺骨鹰嘴骨折 2 例，合并尺神经损伤 3 例，合并肘关节后脱位 11 例。

（2）方法。患者入院后均经手法复位，借助石膏固定，但复查结果不佳。入院后行常规检查，给予患者消肿、止痛措施干预，伤后 3~7 天实施肘关节尺前侧切口空心钉内固定手术。方法：患者术中取平卧位，经臂丛神经阻滞麻醉，与患者患侧上臂根部借助气囊止血带有效止血，于患者肘前侧行 S 形手术切口，从肘前上方位置约 3cm 部位沿肱二头肌外侧方向向下至肘横纹并向内横行，最后至肱桡肌内侧向下延伸 3cm 左右将深筋膜、肱二头肌腱膜切开，确保肱肌充分暴露，沿肱肌纤维纵行方向劈开行骨膜下剥离，将暴露于冠状突骨折块及肘关节前屈曲肘关节 45°，给予骨折复位，给予患者使用适当的可吸收螺丝钉 1~2 枚实施固定，可联合克氏针固定。针对无法实施固定的小块骨折可摘除，并探查尺侧副韧带前束实施修复，手术时间控制在 50~60min，出血量控制在 15~30mL。

手术结束后，针对手术中固定效果较好的患者给予肘关节佩戴可调支具，并于术后遵医嘱，在康复人员指导及辅助下开展轻微肘关节被动屈伸功能锻炼；若患者固定效果欠佳或肘关节侧合并有副韧带急性损伤，可借助石膏进行固定，时间为 3 周，之后借助可调支具固定肘关节，并开展肘关节主动屈伸功能锻炼。患者术后均实施止痛、抗感染、消肿等预防治疗，避免患者出现不良反应。术后叮嘱患者定时入院复查，对患者骨折愈合情况进行观察，适当开展肘关节功能锻

---

❶ 林伟长，丁真奇，康两奇，等. 前侧入路埋头加压螺钉内固定治疗尺骨冠突前内侧面骨折 10 例 [J]. 中国中医骨伤科，2016，24（8）：40-42+45.

炼，提高治疗效果。

（3）观察指标及评定标准。观察患者骨折愈合时间及临床疗效。临床疗效：借助肘关节功能评分系统（MEPS）对患者治疗效果进行评定，主要包括屈伸活动（20分）、疼痛（45分）、关节稳定情况（10分）、日常生活能力（25分）等项目。以<60分为差，以60~74分为中，以75~89分为良，以>89分为优。临床总有效率=（优例数+良例数）/总例数×100%。

2. 结果

患者骨折愈合时间为6~10周，平均（8.12+031）周。经治疗患者优12例，良10例，中3例，差0例。治疗总有效率为88%。本研究患者经治疗肘关节功能均恢复正常，未出现关节疼痛等不适症状。

3. 讨论

尺骨冠状突不仅是肘关节的重要组成部分，也是肘关节前关节囊、内侧副韧带及脑肌的附着点，具有抵抗肱三头肌、肱二头肌、肽肌牵拉尺骨肘后移位的效果，属于维持肘关节稳定的结构，十分重要。人体跌倒时会下意识肘关节半屈伸位借助手掌撑地，因受反作用力影响将沿尺骨向上传导，导致躯体重力向下传导，造成尺骨冠状突撞击肱骨滑车、骨折，撞击力度较大还可造成肘关节后脱位。因此，尺骨冠状突骨折患者股部复位十分重要，因此应积极开展有效处理。尺骨冠状突骨折中Ⅰ型骨折多借助非手术治疗，若复位效果不显著可立刻转为手术治疗。肘关节尺前侧切口空心钉内固定治疗临床应用中可借助空心钉、可吸收螺钉或使用克氏针辅助内固定，术后根据患者固定情况开展早期锻炼，效果较好。

本研究应用肘关节尺前侧切口空心钉内固定治疗中采用S形入路，可确保手术实施过程汇总切口相对较小，肌间隙入路血量少且视野清晰，不会对患者其他组织造成损伤，并可充分将骨折块、肘关节暴露，帮助骨折复位或固定，术后给予患者使用可调式支具固定，效果较好。本研究结果显示，25例患者治疗总有效率为8%，❶ 这表明尺骨冠状突骨折患者行肘关节尺前侧切口空心钉内固定治

---

❶ 董建利. 尺骨冠状突骨折患者应用肘关节尺前侧切口空心钉内固定治疗的临床效果[J]. 东方食疗与保健. 2016. 10（2）：62.

疗效果较好。手术创伤小，避免造成新的人为骨折，减少患者肱骨内上髁骨折再固定引发迟发型尺神经炎、尺神经损伤、异位骨化等并发症等，减少患者术后后遗症发生风险。因此手术过程中应注意，应充分是指维持肘关节稳定性和尺骨冠状突的重要性，临床开展手术操作过程中确保认真仔细，减少漏诊、误诊概率。对手术适应证严格把握，根据患者不同骨折分型选择恰当治疗方案，确保关节复位效果并牢靠固定。手术操作过程中应确保仔细、动作轻柔，避免造成其他部位损伤，重视对韧带结构损伤、软组织损伤等部位的探查及处理，尽量选择肌间隙入路，有效清理骨折端血肿，认真止血，确保骨折部位牢固后认真修复关节囊、侧副韧带，若手术中存在移位不固定碎骨片可摘除，避免碎骨片进入关节腔游离造成关节面损伤。术后早期根据患者手术情况及恢复情况给予可调式支具保护，并遵医嘱开展功能锻炼，避免关节萎缩，提高手术治疗效果。

综上所述，尺骨冠状突骨折患者治疗中应用肘关节尺前侧切口空心钉内固定的效果较好，可临床推广应用。

（四）介入治疗急性心肌梗死合并多支血管病变的术中护理与配合研究

急性心肌梗死合并多支血管病变患者病情比较复杂，及时行经皮冠脉介入治疗对改善患者预后效果有重要价值。但介入治疗术中常出现不可预知的紧急情况，对治疗效果产生不良影响，所以介入手术治疗期间密切的护理配合干预对保证手术效果有重要作用。为研究介入治疗急性心肌梗死合并多支血管病变的术中护理与配合要点，本研究选取 52 例急性心肌梗死合并多支血管病变患者作为研究对象，经随机分组方法分为对照组、实验组，采用不同护理方法干预，将护理结果对照报告如下❶。

1. 资料与方法

（1）一般资料。所有患者经确诊后均采用介入手术方式治疗。经数字随机表方法分组，26 例患者为对照组，26 例患者为实验组。对照组中，男性 15 例，女性 11 例，年龄范围 50~75 周岁，平均年龄（61.2+1.8）岁；实验组中，男性 14

---

❶ 黄照杰. 介入治疗急性心肌梗死合并多支血管病变的术中护理与配合研究［J］. 东方食疗与保健. 2016，10（2）：93.

例，女性 12 例，年龄范围 46~75 周岁，平均年龄（62.3+2.1）岁。两组患者就性别、年龄等基线资料进行对比，均无显著差异（P>0.05）可比。

（2）方法。①对照组：对照组患者按照常规经皮冠状动脉介入术护理模式进行术中护理配合；②实验组：实验组患者实施针对性术中护理配合。

具体措施如下：①术前准备。护理人员应加强术前准备工作，准备包括除颤仪、临时起搏器、简易呼吸机等仪器以及多巴胺、肾上腺素、阿托品等抢救类药物，对患者术前基础体征进行评估。术前遵医嘱在患者左侧肢体建立静脉通道，确保术中各种药物输注渠道的通畅性；②心理护理。护理人员应热情引导患者进入导管室，协助患者上手术台，并完成输液、吸氧等基础操作。向患者简要介绍导管室的工作环境以及手术过程，告知患者术中配合要点，缓解患者紧张感。手术期间应主动询问患者主观感受，及时进行心理疏导，确保介入手术的顺利进展；③护理人员应根据患者术中心电图变化情况密切观察，及时询问患者是否存在胸痛症状，及时用升压类药物以及正性肌力药进行干预，若经药物治疗后仍无法缓解，则应通过植入支架的方式进一步处理。在术中开通梗死血管后，应配合手术医生密切观察患者血压、心率、心律等基础体征的变化情况，准备各类抢救药物，方便临床医师随时使用，以及时挽救患者生命。

（3）观察指标。以介入手术操作时间、住院时间、护理满意度为观察指标，对比两组患者护理效果差异。

（4）统计学处理。用 SPSS 软件进行数据分析，以（均数 t 标准差）（x ±s）表示计量资料，检验方法为 1，以（n ,%）表示计数资料，检验方法为 X^2，P 检验值小于 0.05 时表示组间数据对比具有差异性和统计学意义。

2. 结果

（1）介入治疗情况对比。实验组患者介入手术操作时间为（40.2+23）min，住院时间为（6.1+0.5）d；对照组患者介入手术操作时间为（58.3+19）min，住院时间为（9.6+0.8）d。两组对比，实验组患者介入手术操作时间、住院时间均显著短于对照组（P<0.05），差异具有统计学意义。

（2）护理满意度对比。实验组患者护理总满意率为 96.15%（25/26），显著高于对照组（P<0.05），差异具有统计学意义。如表 3-1 数据所示。

表 3-1　对照组、实验组患者护理满意度对比

组别	例数	非常满意	基本满意	不满意	总满意率
对照组	26	12	7	7	19（73.08%）
实验组	26	16	9	1	25（96.15%）

3. 讨论

急性心肌梗死是临床常见心血管疾病，患者临床症状表现复杂，据报道有部分急性心肌梗死患者随病情发展可能出现一系列严重并发性症状，如心律失常、心力衰竭等。特别是对于合并存在多支血管病变的患者而言，确诊后及时行经皮冠状动脉介入治疗有非常重要的临床意义与价值。但介入手术治疗期间常存在一些不可预知的紧急事件，可能导致患者出现大量并发症，危及生命安全。

因此，在急性心肌梗死合并多支血管病变患者行介入治疗过程中，实施密切的术中护理配合是非常重要的。本研究即针对实验组 26 例患者应用针对性术中护理配合方法进行干预，结果显示：术中护理配合要求护理人员具有较强的责任意识以及敏锐的风险意识，能够在术中积极针对存在风险的环节进行预防，通过对各种设备的熟练操作密切监护患者各项体征的变化，以积极配合临床医师的各项操作，确保介入治疗顺利完成。

综上所述，介入治疗急性心肌梗死合并多支血管病变术中护理与密切配合可有效缩短介入治疗操作时间和住院时间，提高护理满意度，应当引起临床重视。

第二节　基本公共卫生服务

一、国家基本公共卫生服务规范

（一）概述

国家基本公共卫生服务规范主要包括老年人健康管理、孕产妇健康管理、重性精神疾病患者管理、传染病及突发公共卫生事件报告和处理等 12 项内容，并

对每项内容的服务对象、服务内容和考核指标提出了具体建议，更加规范了公共卫生服务的内容。

（二）城乡居民健康档案管理服务规范

1. 服务对象

居民健康管理服务对象主要是指在辖区内住半年以上的居民，包括6岁以下的儿童、孕妇、老年人以及患有慢性疾病患者和重度精神疾病患者等。

2. 服务内容

（1）居民健康档案包括多个内容。如居民的个人信息、以往的体检情况、重点人群的管理服务、医疗内容等。

（2）建立居民健康档案，可以从以下3方面展开：①查看居民在村、镇卫生院或卫生服务中心的医疗记录；②查看随访评估时对居民健康情况的记录；③查看居民的电子健康档案。

（3）合理使用居民健康档案。医生在居民复诊、转诊医疗时，需要对之前的健康档案及时地更新和补充。

3. 考核指标

（1）健康档案建档率=建档人数/辖区内常住居民数×100%。

（2）电子健康档案建档率=建立电子健康档案人数/辖区内常住居民数×100%。

（3）健康档案合格率=抽查填写合格的档案份数/抽查档案总份数×100%。

（4）健康档案使用率=抽查档案中有动态记录的档案份数/抽查档案总份数×100%。

注：有动态记录的档案是指1年内有符合各项服务规范要求的相关服务记录的健康档案。

（三）健康教育服务规范

1. 服务对象

辖区内居民。

2. 服务内容

（1）了解健康教育的内容。在国家规范的基本公共卫生服务内容中，需要对青少年、妇女、老年人、残疾人等人群开展健康教育内容的普及，主要以《中国公民健康素养——基本知识与技能（试行）》为主。此项内容针对群众的膳食情况、身高体重、心理状态、睡眠质量、日常饮食习惯和行为方式都作出说明，并对高血压、糖尿病、冠心病、哮喘、乳腺癌和宫颈癌、结核病等疾病进行重点健康教育，同时对群众说明在面对突发性疾病和传染病疫情时应根据相关的法律法规和疫情防控政策去处理和解决问题。

（2）明确服务的形式和要求。医院可以采用开展健康教育讲座、教育培训、咨询活动、印刷教育资料等形式对群众进行健康教育，提高群众的健康教育意识。

3. 考核指标

（1）发放健康教育印刷资料的种类和数量。

（2）播放健康教育音像资料的种类、次数和时间。

（3）健康教育宣传栏设置和内容更新情况。

（4）举办健康教育讲座和健康教育咨询活动的次数和参加人数。

（四）预防接种服务规范

1. 服务对象

辖区内 0~6 岁儿童和其他重点人群。

2. 服务内容

（1）对儿童进行疫苗接种管理。辖区要及时对该区内满 3 个月的 0~6 岁儿童进行疫苗接种数据筛查，同时为已经接种疫苗的儿童建立接种证和接种卡，并建立相关的接种档案，该辖区后期依然需要对儿童的接种记录进行半年一次的整理和检查。

（2）预防接种。辖区为适龄儿童提供疫苗接种时，要严格按照相关的程序。同时，不同地区还可以根据当地的具体情况接种不同的疫苗，如血热疫苗、炭疽疫苗、钩体疫苗等。有时还根据传染病控制的需要，接种乙肝、麻疹等加强型疫苗。

（3）疑似预防接种异常反应处理。如果在疫苗接种期间发现群众接种疫苗之后有异常反应，接种人员要及时上报并处理。

3．考核指标

（1）建证率=年度辖区内建立预防接种证人数/年度辖区内应建立预防接种证人数×100%。

（2）某种疫苗接种率=年度辖区内某种疫苗年度实际接种人数/某种疫苗年度应接种人数×100%。

（五）0~6岁儿童健康管理服务规范

1．服务对象

辖区内居住的0~6岁儿童。

2．服务内容

（1）对新生儿家庭定期访视。医生对新生儿的探访，主要是在新生儿出院后的一个星期以内，观察新生儿的生活环境，监测新生儿的体温、体重、身长等身体情况，并建立《0~6岁儿童保健手册》对新生儿的状况进行详细记录。

（2）对新生儿满月进行健康管理。当新生儿出生28天时，医生就要开始定期在医院、社区或服务中心对新生儿接种各种疫苗，并对新生儿的睡眠情况、呼吸强弱、黄疸等情况进行实时监测和记录。

（3）对婴幼儿健康管理。医生在婴儿满月之后要对村、镇卫生院或卫生服务中心随访调查，时间分别是3、6、8、12、18等月龄，一共8次。

（4）对学龄前儿童进行健康管理。医生要对4~6岁的儿童进行健康管理，时间为一年1次，检查的内容包括儿童吃饭的时间、膳食情况以及患病的原因，并对儿童的体格、生长发育情况、心理变化、血常规、视力等进行检查，要帮助和指导儿童父母合理搭配儿童的膳食，使儿童健康成长。

（5）对健康问题进行处理。在对儿童进行健康管理过程中，医生如果发现儿童患有贫血、低血单纯性肥胖等病症应及时找到生病原因，给出具体的指导性建议，如需转诊治疗要及时转诊。

3. 考核指标

（1）新生儿访视率=年度辖区内接受 1 次及以上视访的新生儿人数/年度辖区内活产数×100%。

（2）儿童健康管理率=年度辖区内接受 1 次及以上随访的 0~6 岁儿童数/年度辖区内应管理的 0~6 岁儿童数×100%。

（3）儿童系统管理率=年度辖区内按相应频次要求管理的 0~6 岁儿童数/年度辖区内应管理的 0~6 岁儿童数×100%。

（六）孕产妇健康管理服务规范

1. 服务对象

辖区内居住的孕产妇。

2. 服务内容

（1）在孕早期进行健康管理。在孕妇怀孕第 20 周时就需要为孕妇建立健康手册，同时医生要在此时做第一次产前随访。

（2）在孕中期进行健康管理。孕中期主要指怀孕的 16~20 周、21~24 周，医生需要在这两个阶段随访检查，及时了解孕妇的健康状况和胎儿的生长情况。

（3）在孕晚期进行健康管理。此时期具备助产资质的医生要对孕妇进行随访，对孕妇的身体状况进行监测。

（4）医生进行产后访视。医生应当在孕妇分娩之后的 3~7 天内去产妇家中访视，实时监测产妇和婴儿的健康状况，并对产妇进行护理指导。

（5）在产后 42 天要健康检查。医生对产妇进行健康检查，如有异常则需要及时将产妇送往卫生院，对产妇进行保健、预防感染等方面的指导。

3. 考核指标

（1）早孕建册率=辖区内孕 12 周之前建册的人数/该地该时间段内活产数×100%。

（2）孕妇健康管理率=辖区内按照规范要求在孕期接受 5 次及以上产前随访服务的人数/该地该时间内活产数×100%。

（3）产后访视率=辖区内产后 28 天内接受过产后访视的产妇人数/该地该时

间内活产数×100%。

（七）老年人健康管理服务规范

1. 服务对象

辖区内 65 岁及以上常住居民。

2. 服务内容

对辖区内 65 岁及以上的常住居民，要每年开展一次全面检查，主要包括体格、健康评估、生活方式等。

3. 考核指标

（1）老年人健康管理率＝接受健康管理人数/年内辖区内 65 岁及以上常住居民数×100%。

（2）健康体检表完整率＝抽查填写完整的健康体检表数/抽查的健康体检表数×100%。

（八）高血压患者健康管理服务规范

1. 服务对象

辖区内 35 岁及以上原发性高血压患者。

2. 服务内容

（1）筛查。辖区可组织辖区内 35 岁及以上的常住居民进行全面筛查，可以到村、镇等卫生院或卫生服务中心测量血压。

（2）随访评估。对经过筛查的高血压患者进行随访评估，基本上为一年 4 次及以上。

（3）建立分类干预机制。医院可以根据患者在医院诊疗时的医治状况、自主能力、社会功能等作出分类，并根据两周内的主动随访结果建立干预机制。

（4）健康体检。在对患者进行随访评估之后，医生可以根据对患者的治疗情况，经患者和家属同意进行每年一次的全面检查，主要针对患者的体重、淋巴、心脏、身高、脉搏、呼吸、腹部和肺部等，在全面检查之后要建立患者的健康体检表，以便实时监测患者的状况。

3. 考核指标

（1）高血压患者健康管理率=年内已管理高血压人数/年内辖区内高血压患者总人数×100%。

注：辖区内高血压患病总人数估算：辖区常住成年人口总数×成年人高血压患病率［通过当地流行病学调查，社区卫生诊断获得或是选用本省（区、市）或全国近期高血压患病率指标］。

（2）高血压患者规范管理率=按照规范要求进行高血压患者管理的人数/年内管理高血压患者人数×100%。

（九）2型糖尿病患者健康管理服务规范

1. 服务对象

辖区内35岁及以上2型糖尿病患者。

2. 服务内容

（1）筛查。辖区在组织常住居民进行全面筛查发现2型糖尿病高危人群时，要进行针对性诊疗，可以每年到村、镇等卫生院或卫生服务中心检查空腹血糖。

（2）随访评估。对经过筛查确诊为2型糖尿病的高危人群进行每年4次随访评估，以及每年4次的空腹血糖检测。

（3）建立分类干预机制。医院可以根据患者在医院转诊诊疗时的医治状况、自主能力、社会功能等进行分类，并根据每年4次的面对面随访结果建立干预机制。

（4）健康体检。在对患者进行随访评估之后，医生可以根据对患者的治疗情况，经患者和家属同意每年开展一次全面检查，主要针对患者的体重、淋巴、心脏、身高、脉搏、呼吸、腹部和肺部等进行检查，在全面检查之后要建立患者的健康体检表，以便实时监测患者的状况。

3. 考核指标

（1）糖尿病患者健康管理率=年内已管理糖尿病患者人数/年内辖区内糖尿病患者总人数×100%。

值得注意的是，在计算糖尿病患者的总人数时要从以下两方面展开：辖区内的常住人口、成年人糖尿病患病率。其中成年人糖尿病患病率可以从社区卫生诊所诊断结果或全国近期 2 型糖尿病患病率指标获得。

（2）糖尿病患者规范健康管理率＝按照要求进行糖尿病患者健康管理的人数／年内管理糖尿病患者人数×100%。

（3）管理人群血糖控制率＝最近一次随访空腹血糖达标人数／已管理的糖尿病患者人数×100%。

（十）重性精神疾病患者管理服务规范

1. 服务对象

重性精神疾病患者主要指经过诊断已经确诊的患者，在生活方面已经失去了独立自主生活能力的人。主要包括精神分裂症、分裂情感性障碍、偏执性精神病、双相障碍、癫痫所致精神障碍、精神发育迟滞伴发精神障碍。

2. 服务内容

（1）管理患者的信息。医院在接收新的重性精神疾病患者时需要将患者之前的诊疗信息纳入新的管理系统中，这项工作需要患者家属完成。当信息转入新的医院之后，医生需要对患者的身体状况再进行一次全面评估，并建立居民健康档案，完成患者信息登记表。

（2）随访评估。医生对纳入医院的新患者要随访评估，基本上为一年 4 次及以上，主要进行危险性评估。

（3）建立分类干预机制。医院可以根据患者在医院诊疗时的医治状况、自主能力、危险性评估结果、患者对药物的排斥或不良反应、社会功能等进行分类，并建立干预机制。

（4）健康体检。在对患者进行随访评估之后，医生可以根据对患者的治疗情况，经患者和家属的同意进行每年一次的全面检查，主要针对患者的血压、血脂、血糖、体重、心电图或体重等进行检查。

3. 考核指标

（1）重性精神疾病患者管理率＝所有登记在册的确诊重性精神疾病患者数／（辖区内 15 岁及以上人口总数×患病率）×100%。

（2）重性精神疾病患者规范管理率=每年按照规范要求进行管理的确诊重性精神疾病患者数/所有登记在册的确诊重性精神疾病患者数×100%。

（3）重性精神疾病患者稳定率=最近一次随访时分类为病情稳定的患者数/所有登记在册的确诊重性精神疾病患者数×100%。

（十一）肿瘤患者管理服务规范

1. 服务对象

辖区内诊断明确、在家居住的肿瘤患者。

2. 服务内容

（1）社区肿瘤患者健康管理的服务对象是辖区内纳入社区疾病管理的肿瘤患者，以随访管理为主要手段。对上级医疗机构转诊下来的患者，在接收到肿瘤病例报告卡后，应在1个月内对其进行家访，核实病例基本情况，纳入健康管理流程，给予康复与治疗的指导。

（2）社区肿瘤患者的健康管理在管理方式上，一是门诊随访管理，适用于定期到社区卫生服务机构就诊的患者，利用其就诊时开展患者随访管理；二是社区个人随访管理，通过社区上门服务等方式，对患者进行随访管理。

（3）社区肿瘤患者的健康管理在管理方法上，一是初诊随访，根据接收到的肿瘤病例报告卡进行基本情况核实，并给予相关康复及治疗的健康指导；二是定期随访，主要了解患者目前的病情及治疗状况，提醒患者及时进行复查和治疗，开展康复和日常生活的健康指导，提高患者的生活质量。同时，了解患者居住地的变动情况。

3. 考核指标

（1）肿瘤患者健康管理率=年内已管理肿瘤病人数/年内辖区内肿瘤患病总人数×100%。

（2）肿瘤患者初访及时率=按照初访时限要求进行肿瘤患者随访管理的人数/年内已管理肿瘤患者人数×100%。

（3）抽样管理人群随访信息准确率=抽样患者基本情况、户籍地址、疾病诊治情况符合要求的人数/抽样的肿瘤患者管理人数×100%。

（十二）传染病及突发公共卫生事件报告和处理服务规范

1. 服务对象

辖区内服务人口。

2. 服务内容

（1）对传染病疫情和突发公共卫生事件风险进行管理。要积极地参与到风险排查过程中，并主动收集、整理风险信息，根据信息制定评估和应急方案。

（2）传染病和突发公共卫生事件的发现、登记。规范填写门诊日志、入/出院登记本、X线检查和实验室检测结果登记本。按要求填写《中华人民共和国传染病报告卡》《突发公共卫生事件相关信息报告卡》。

（3）报告传染病和突发公共卫生事件的相关信息。医生向上级报告时，要按照一定的步骤：可以在网络上实时地传递传染病和突发公共卫生事件的相关信息；可以通过打电话、发传真的方式进行信息报告。

不管是传染病疫情，还是突发性公共卫生事件，都需要在一定时间内及时向上汇报。当发现甲类传染病时，如传染性非典型肺炎、禽流感患者、新冠疫情患者或疑似患者、不明原因的疾病暴发、突发性公共卫生事件等情况时，由于它们的传染性较强，因此一定要在 2 小时之内向上汇报。当发现乙类、丙类传染病时，可以在 24 小时之内向上汇报。

（4）及时地处理传染病和突发公共卫生事件。发现患者时，要及时救治和管理，将患者安排在定点的疫区隔离和观察，同时在医生的诊疗下给患者接种疫苗。除此之外，还要在社会上宣传此类病情，让人们提高警惕做好预防，减少患病人数和降低患病率。

3. 考核指标

（1）传染病疫情报告率=报告卡片数/登记传染病病例数×100%。

（2）传染病疫情报告及时率=报告及时的病例数/报告传染病病例数×100%。

（3）突发公共卫生事件相关信息报告率=及时报告的突发公共卫生事件相关信息数/应报告突发公共卫生事件相关信息数×100%。

（十三）卫生监督协管服务规范

1. 服务对象

辖区内居民。

2. 服务内容

卫生监督协管的服务内容涉及很多方面，如饮用水卫生安全检查、食品卫生安全检测、学校卫生服务等。

3. 考核指标

（1）卫生监督协管信息报告率=报告的事件或线索次数/发现的事件或线索次数×100%。

注：报告事件或线索包括食品安全、饮用水卫生安全、学校卫生、非法行医和非法采供血。

（2）协助开展的饮用水卫生安全、学校卫生、非法行医和非法采供血实地巡查次数。

二、河北省基本公共卫生服务项目调查研究

新时期，党和国家的重要卫生工作方针是建设和发展农村基本公共卫生服务，其中，政府基本公共职能包括保障农民的医疗保健及疾病预防等，建设和发展农村的基本公共卫生服务直接关系农民的医疗健康及卫生权益，是促进社会全面、协调发展，实践科学发展观以及解决民权民生不可或缺的举措。

为了进一步了解和掌握河北"基本公共卫生项目"的建设情况，下文是分析和总结项目运行过程中面临的问题和取得的经验，由此提出相应的措施与策略。在项目建设推进过程中，河北省相关组织和机构先后督导检查了10个市的"基本公共卫生服务项目"发展情况，包括石家庄、承德、衡水、邢台等城市，调查和研究的相关资料如下。

（一）调查工作概况

1. 调查对象

为了有效地提高样本的代表性，在检查和督导过程中，本研究采用了分层次、多阶段随机抽样法。首先，确定石家庄、承德、衡水、邢台等 10 个市为督导检查对象；其次，每个市抽取两个县，督导和检查抽取的两个县，检查的机构主要是妇幼保健院、卫生局及疾病预防控制中心；再次，督导和检查县级以下乡镇卫生院，并把卫生院划分为一般卫生院和中心卫生院，抽取其中两个层次的 1 所卫生院进行检查和督导；最后，督导和检查村卫生院，在乡镇卫生院管辖内的样本中随机抽取 1 个村卫生院进行检查和督导。

2. 调查内容

督导和检查的主要内容包括：开展各项基本公共卫生服务的规范性和真实性，以及质量、数量和组织管理等九项基本公共卫生服务项目、居民对相关政策和服务体系的满意度及认知度等。

（二）存在的主要问题

1. 个别区县项目启动较晚，项目进度较为滞后

河北省一些市县项目进度缓慢，启动时间较晚，没有完成河北省既定的年度目标。例如，承德市滦平县因为项目经费不及时，导致基本公共卫生项目一直到 2010 年年底才开始实行，因此，大部分数据都无法达到最终设定的目标，尤其是糖尿病管理率远低于河北省的最低水平，还不到 7%。出现这种情况的主要原因是相关机构和部门不了解项目资金的用途，不敢随意动用项目资金，还有一部分县区的项目执行持观望态度，无法实现项目建设的完全同步，另外，政策预期也有很大程度的不确定性，因此，整个项目的发展和建设都起步较晚，特别是慢性病管理和建立健康档案直到 2010 年下半年才开始。

2. 基本公共卫生服务人员的数量不足，服务能力有待提高

根据调查数据显示，各乡镇卫生院的基本公共卫生服务人员数量远远不够，

并且，大部分专业性并不强，还有一部分是兼职人员。他们大多是缺乏临床经验和资历较浅的青年，工作积极性和动力不足，对基层服务不重视。除此之外，还有一部分公共卫生服务人员没有受过专业、系统的训练或没有医学背景，他们的服务能力低，很大程度上影响了基本公共卫生服务的质量，还有一部分人员虽然接受了培训，但并没有掌握相关的知识和技能。还有一些乡镇医院虽然承担了大量的基本公共卫生服务项目工作，但因为基本公共卫生服务人员的素质各不相同，一部分医生的知识体系陈旧及年龄较大的乡医学习能力较差，最终导致基本公共卫生服务质量较低，建设和发展进程缓慢。

3. 大多数县基本公共卫生项目的绩效考核结果未与项目经费拨付紧密挂钩

大多数县基本公共卫生项目并没有形成有效、完善的激励机制和约束机制。虽然，大多数县在绩效考核文件及具体实施方案中都提出了绩效考核和项目经费直接挂钩的规定，但是在实际操作过程中，大部分县都没有实施相关的奖惩制度，并只考虑怎么做才不会得罪人，既没有对项目建设优秀的卫生院进行奖励，也没有对项目建设缓慢且效率低的卫生院做出惩罚。

4. 基本公共卫生项目的开展质量有待提高

传统的公共卫生项目包含传染病报告及处理和计划免疫，这些项目在完成过程中相对顺利，但与传统公共卫生项目不同的是，老年人健康管理、重性精神病管理以及健康档案等项目都是新生事物，在具体执行过程中存在问题，质量也相对较低，特别是重性精神病管理项目的质量亟待提高。

5. 居民对基本公共卫生项目的知晓率、满意度和依从性有待提高

从居民的访谈结果中发现，大部分建档立卡的居民只知道有相关的体检服务，并不了解其他公共卫生项目。除此之外，高血压患者对慢性病管理的了解度、依从度以及满意度都不高，造成这种现象的原因是：一部分居民觉得相关组织和机构提供的服务并不完善，且技术含量低；还有一部分居民并不完全按照医生的嘱咐用药，没有形成良好的饮食习惯和行为习惯。

（三）完善基本公共卫生服务项目的建议

1. 各级政府应及时、足额配套和下拨项目经费，制定可操作性强的资金使用规范

（1）各级政府最主要的职责是根据具体情况，为基本公共卫生服务机构配备充足的资金和设施设备。各市县应该依据实施要求和方案落实项目的资金配套，并将项目经费下拨至项目承担单位，确保基本公共卫生服务项目顺利实施。为了保障项目承担单位有足够的资金开展服务项目，市县级相关部门应该在年初先拨一部分预付金额，并提高预付资金的比率。如果取消专门机构的项目经费，在一定程度上会打击他们指导基本公共卫生服务项目的积极性。

（2）通过科学测算，合理分配项目承担单位之间的项目经费。当前，大多数区县的村医领到的补助和所承担的事务不成正比，这在一定程度上影响了村医完成工作的积极性和主动性，因此，各区县应该重新测算基本公共卫生服务项目承担者和项目经费之间的分配比例，并将这一决策及时有效地落实。

（3）制定可操作性强的规定管理和使用资金。通过访谈发现，大部分项目承担单位的冗余资金很多，但是，实际资金使用情况不明，且因为上一级管理部门并没有制定明确的资金使用规定，所以承担单位无法明确项目资金的使用范围和使用限额，担心出现违规使用问题，这也是影响项目进度慢、质量低的重要原因之一。由此，河北省相关部门应该制定明确、执行性强的资金使用规范，避免盲目使用经费，出现不确定性因素影响项目进度。

2. 根据"购买服务"基本理论，持续探索并完善绩效考评制度和支付制度

理论与实践结合的理论表明，要想提高基本公共卫生项目的整体绩效，最重要的是持续完善和发展绩效考核制度以及支付形式。现在实行的制度并没有充分考虑项目承担单位的激励制度，也没有充分考虑如何激励卫生人员如何高效地完成相关工作。因此，各市应该持续探索和完善相关的支付制度，例如，在调整服务项目价格的过程中，根据科学、合理的测算让项目达到均衡的状态，换句话说，就是保障卫生服务人员在服务项目中的收益权利。

除此之外，河北省应该按照国家规定的绩效考核方案制定实用、完善的考核体系，并严格按照规定把考核结果和服务项目拨款切实联系在一起，由此发挥奖惩、激励的作用。

3. 合理配置基本公共卫生服务人力资源，提高医务人员的服务能力

理论与实践表明，保障基本公共卫生项目绩效的重要因素是医务人员的服务能力及数量，相关机构和单位应该增加专业的公共卫生服务人员或兼职人员的数量，并积极发挥乡医在慢性病随访、健康档案建立等工作中的作用，因为乡医熟知村民的具体情况，且工作时间灵活。除此之外，还应该进一步提高基本公共卫生服务人员的服务能力和素质水平，在调研培训需求过程中，加大对专业人员的培训力度，特别是加大对管理重症精神病患者、管理慢性病及书写健康档案等相关的培训力度。

4. 加强项目的监管和检查

卫生局作为基本公共卫生服务的主管单位，应该联合相关的管理部门成立对应的组织管理机构，加大监管力度、检查力度和督导作用，将奖惩措施精细化。例如，卫生局应该增加督导的深度和频率，及时有效地指出问题并协助解决。在形成高效统一的管理体系过程中，卫生厅引导相关的组织部门形成综合协调科室，组织市县级卫生局统一完成工作。此外，卫生局还应该适当考虑给予项目督导部门和机构一定的指导经费，以此调动督导部门和机构的工作积极性。

纸质档案具有非常明显的缺点：第一，不利于健康档案的有效利用和及时更新；第二，不利于相关部门及时检查和督导健康档案，所以，河北省卫生厅应该加快建设信息化的档案管理系统，打造统一、区域化的卫生信息共享平台，为居民提供及时有效的卫生服务信息，促进资源共享，另外，还应该加强相关医疗机构的系统联合，促进信息互通，打造卫生服务信息网。

5. 利用社会营销理论，提高居民及相关方的知晓度和依从性

基本公共卫生服务项目的最终受益者是城乡居民，其中的利益只有积极配合并参与项目实施的城乡居民才能享受到。所以，目前最需要开展的工作是提高城乡居民的依从性。例如，加大宣传基本公共卫生服务项目的宣传力度，营造良好的社会卫生服务氛围。加强与政府、媒体和相关部门的联系，通过多样化的宣传

方式宣传基本公共卫生服务项目，使服务项目融入居民的日常生活中。

三、我国农村公共卫生服务体系改革策略

（一）我国当前农村公共卫生服务体系现状

1. 村级公共卫生机构组织不健全，管理不完善，公共卫生服务网破裂

我国大部分村级卫生组织是个体诊所，个体诊所为了获得更好的经济效益，忙于经营基本的医疗服务，将公益性公共卫生服务抛之脑后。还有一部分村卫生组织处于瘫痪和半瘫痪状态，出现这种现象的原因是村级卫生组织分布比较分散，覆盖不全面，相关部门的管理不到位等。

2. 县、乡、村三级公共卫生服务体系关系松散

在三级卫生服务体系中，县级医疗医生机构的"龙头作用"减弱，主要原因是市场因素的不断介入及管理体制的混乱等。此外，乡镇卫生机构也存在很多弊端，如缺少财政支持、缺少专业人员、缺乏专业管理能力等，由此导致乡镇卫生机构无法起到"三级预防保健网"的重要作用。当下，公共卫生服务工作已经偏离了"预防为主"的卫生工作方针，处于以医养防、重治轻防的阶段。其中，有三分之二的卫生院正处于基本散架和勉强维持的状态，它们的通病是：大量专业技术人才流失，设施设备简陋，专业人员数量不够，公共卫生服务人员素质低下，业务用房老旧，业务水平低，经营管理混乱，疏于管理公益性工作，卫生院的功能逐渐丧失。相较于乡镇卫生院，县级公共卫生机构的主要问题是：大部分机构的财政投入不够，缺少业务经费和定额经费，科室的硬件设备老化严重，配备不全，提供的卫生服务大多是有偿服务，公益性卫生服务较少，没有起到实际作用。

3. 我国农村出现急性传染病和慢性非传染性疾病并存，农民因病返贫、因病致贫情况严重

当下，我国传染病患者在世界范围内排名依旧很高，人们的健康一直深受肝炎、结核病等传染病影响。在我国农村，妇女孕产期疾病、肠道传染病、地方病等疾病仍然无法有效遏制。再加上禽流感、非典等新型传染病的发展，我国农村

疾病的预防控制工作更加艰难。另外，随着时代的变化，农村居民的生活方式、生活习惯和劳动环境也在不断变化，与此同时，高血压、心脑血管疾病、糖尿病等成为威胁农民健康的主要疾病，且患病人数逐年增加。除此之外，我国农村还出现了慢性严重疾病、急性传染病并存的现象。

（二）巩固农村公共卫生服务体系建设的探索

1. 实行乡（镇）村一体化管理是加强农村公共卫生服务体系建设的一项有效措施

（1）建设和管理乡村一体化可以加强村级公共卫生服务体系的建设。

（2）建设和管理乡村一体化可以有效促进乡镇卫生机构的建设和发展，在一定程度上落实了公共卫生服务工作。

2. 政府购买农村公共卫生服务是加快农村公共卫生服务体系建设的一条新路子

（1）我国政府购买农村公共卫生服务有两种方式：发放公共卫生服务券、合同承包或合同出租。公共卫生服务券是由政府部门发放的有效证券，发放的主要对象是有资格消费某种服务的个体，除此之外，这种方式也有指定的消费机构，只有在指定的公共卫生机构中才能使用服务券，通常情况下是将服务券兑换成具体的现金。当前发放的公共服务券包括孕妇产前检查、产后访视、儿童定期体检等预防保健的服务券。还有一种合同出租或承包的方式是：根据政府部门制定的公共卫生服务规范，将公共卫生产品的产权转让给社会机构，主要购买方式是招标承包。

（2）政府购买公共卫生服务的实践包含两方面内容：一是组建县、乡、村三级公共卫生服务体系，各司其职；二是构建并完善工作规章制度和考核制度。

3. 加强农村公共卫生服务体系建设的思考

（1）建立农村公共卫生体系的重点是恢复农村的三级医疗保健体系。全面开展和建设农村公共卫生服务工作，不管是采用政府"购买"方式的地方，还是实行乡村一体化管理的地方，都需要建立健全的组织体系，一个健全的组织体系包括全覆盖的村级卫生组织、健全的乡镇卫生院以及县级公共卫生组织，通过县、乡、村协同发展，各司其职，才能构建出完善的公共卫生服务网络。

（2）推进农村公共卫生服务体系建设的重要手段是实行综合性目标管理体制，不断健全考评机制。全面、共同推进公共卫生目标的管理，由上级政府部门下达公共卫生服务目标给下级政府以及相关的机构和组织，形成层级管理和层级考核，除了政府部门，社区卫生服务相关组织、机构及个人也应该建立明确、合理的奖惩制度，使相关的考评机制可以落到实处，促进公共卫生服务工作的长期、有效运行。另外，还应该逐渐实行工作绩效和奖惩挂钩、落实责任的机制。实践表明，这两种机制可以有效推进我国的公共卫生工作发展。

（3）加强建设农村公共卫生体系的根本保障是强化政府责任，加大财政投入。保障农民健康离不开政府有效支持，政府有不可推卸的保障责任。但现实是，政府财政支持往往不够，难以有效发挥政府的职能和作用。当下，我国存在一个全国性的问题——乡、村级政府和组织负债严重。很大一部分县政府没有足够的经费补助给乡镇卫生组织。因此，为了保障农民可以获得合格、公平的医疗保障和卫生服务，以及保障农村卫生机构工作的有效进行，我国必须建立完善的财政制度和支付制度，并不断完善和改革政府投入机制和农村卫生管理体制。当乡、县级政府无法保障足够的经费时，中央及省级政府应该采取不同的方案弥补经费不足的问题，并通过专项转移支付的形式支撑经费支出。改革开放以来，我国农村公共卫生服务体系一直有党和国家提出的相关发展目标作为支撑，但是，因为地方政府财政能力有限，没有强有力的公共政策和法律作支撑，服务体系建设投入不到位，因此，农村的公共卫生体系建设严重缺乏有力支持，并不具备健康发展的基础条件，达到了"无米之炊"的程度。要突破上述发展局限，最首要的任务就是积极落实政府筹资职能，加大对农村公共卫生体系建设的财政投入，完善农村公共卫生服务体系的发展。

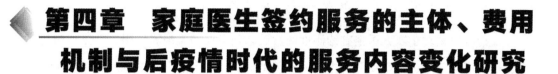

第四章　家庭医生签约服务的主体、费用机制与后疫情时代的服务内容变化研究

家庭医生签约服务是推进分级诊疗的突破口，各地区都在积极开展家庭医生签约服务工作。本章论述了家庭医生签约服务的主体认定；介绍了签约服务的费用分担方式，提出最适宜的费用支付方式；分析了后疫情时代家庭医生签约服务内容和方式变化。

第一节　家庭医生签约服务的主体认定

从我国国情出发，如果完全由政府主导家庭医生签约服务的方式，对于政府的工作难度及强度来说都是巨大的考验，但如果将其完全交给市场，在贯彻及推行过程中也将困难重重。综上所述，最优选择是将二者结合起来，以政府为主导，以市场为辅助。对于实践中的三方主体来说，需签订两份合同，即行政机关与家庭医生团队签订的行政合同，居民与家庭医生团队签订的民事合同，共同保障居民权益。

一、以政府为主导，行政主体为签约的一方主体

对于我国目前家庭医生签约服务不完全市场化，而是以政府为主导，让政府成为签约服务的主体之一。政府承担着家庭医生的资格认定、家庭医生签约、费用支付、监督考核等工作。第一，从法律层面上认可政府机关在家庭医生签约过程中的身份，正常按照合同主体去行使权利、履行义务、承担责任。第二，由政府对家庭医生的资质进行认可，确保家庭医生合法行医，也是对患者健康的又一

重保障。第三，有效避免"签而不用"情况的发生。行政机关通过医保及税收对家庭医生签约服务进行补贴，既保证医生的收入，也减轻病患的经济压力。

二、以市场为辅助，推进医疗责任保险

行政机关对于家庭医生签约制度的发展起到引导和监督的作用，但是如果完全以政府为主导，会使家庭医生制度非常呆板，缺少灵活性。这就是引入市场调节机制的意义所在，市场辅助的主要方式就是推行医疗责任保险，相关规范性文件也在陆续出台，但效果却不够理想。一方面，规范医疗责任保险相关概念在法律方面处于空白状态；另一方面，医疗纠纷发生后一般先向医院讨要说法，而不是向保险公司索赔。

从患者权益保障的角度出发，切实分担医疗机构及其医务人员的风险，医疗责任保险需要改进的地方还有很多。第一，从舆论导向的角度入手，向公众普及医疗责任保险相关概念，确保患者在与医方发生纠纷后第一反应是通过医疗责任保险解决问题；第二，加强立法，在法律层面规范各签约主体的权利义务及纠纷解决机制，与此同时，应当修订《中华人民共和国执业医师法》，要求执业医师必须参加医疗责任保险，真正做到医疗责任保险的推广有法律支撑；第三，建立医疗风险分担机制，明确保险范围，对因医方过失致使患者损害的情形无须通过医疗责任保险赔偿。

三、以部门规章明确家庭医生签约服务的主体

现阶段《关于推进家庭医生签约服务高质量发展的指导意见》（以下简称《指导意见》）和各地各部门自行下发的文件并无强制性，只具有指引性，只有依靠部门规章来对家庭医生签约服务的主体进行规范。首先，由国家卫健委制定行政规章，对于家庭医生签约服务合同的性质、主体以及权利义务等重点问题进行明确划分，家庭医生的主要义务是提供疫病预防健康咨询服务，权利是可以获取与其所提供的服务价值等同的物质或者精神报酬；患者则享有知情权、选择权、隐私权及基本医疗服务保障权，与此同时，要尊重家庭医生、确保所提供信息的真实性并配合治疗，以及付给家庭医生报酬的义务。其次，地方卫健委应当在行政规章的指导下，根据当地实际情况，将签约流程进行细化规范，以此形成

当地的实施细则。在确保医生及病患双方权责对等的前提下，在具体合同中根据病患实际情况，有针对性地设置条款，便于合同的顺利履行。

第二节　家庭医生签约服务的费用分担机制

家庭医生团队的费用收取方式是以其为居民提供服务的人数按照年限收取服务费，费用主要由医保基金、基本公共卫生服务经费和签约居民付费等共同承担。详细的比例与标准由当地的基本医保基金和公共卫生经费承受能力等多方协调决定。对于可以医疗救助的按照政策给予救助。签约服务中的基本公共卫生服务项目费用从基本公共卫生服务专项经费中列支。

一、家庭医生签约服务助力医药费用的途径

（一）直接节省签约对象的医药费用

对于家庭医生的签约对象，医保认定的 20 种门诊慢病报销限额在原有基础上提高 200 元，也就是每年多报销 1200 元。在家庭医生的帮助下入院后，一级医疗卫生机构免起付线；二级和三级医疗机构免累计起付线，也就是免除二级医疗机构的 100 元起付线和三级医疗机构的 500 元起付线。除此之外，签约居民还可享有政府出资购买的健康意外险，如果全程由家庭医生规范管理的居民，当发生包括冠状动脉搭桥术、急性心肌梗死、脑卒中后遗症在内的重大疾病时，在太平洋保险认定的情况下，一次性给予 5000 元补偿；在癌症初步筛查中确定为高危人群的，深入筛查的费用将直接减免 20%。

（二）转诊中、转诊后发挥家庭医生团队控制医保费用

在转诊环节，家庭医生团队可以对收治病患所入住的医院行使监督的权利，并与医保部门联动。针对不符合转诊的要求但收治病患达到 50% 的医院，医保部门可以扣除 30% 的保证金。在转诊的诊疗环节，家庭医生对病患的重大手术是否进行有一票否决权。在完成治疗后，家庭医生可以通过医保智能审核系统对于病

患的医药费是否合理进行审核，并且将结果反馈给医保部门。

（三） 医药费用控制效果纳入家庭医生签约服务绩效考核指标体系

在家庭医生的绩效考核中，控费效果是非常重要的一部分，在每年的 11 月和 12 月对这个部分进行考核，重点人群中的存量人群控费效果和增量人群大病控费效果各占 50%。包括心脑血管疾病既往病史人群、医保认定门诊慢病人群，以上两类人群中已被标注为高血压、糖尿病的家庭成员在内的存量人群的控费效果标准主要与前一年的住院费用进行对比。包括心脑血管疾病既往病史人群、医保认定门诊慢病人群两类人群家庭成员中非存量人群且超过 35 周岁的增量人群在当年度的大病人次占比。

（四） 将签约人群留在基层，降低三级公立医院医药费用开支

对于健康联合体的组建，为家庭医生提供技术帮助的是二、三级的医疗机构，再经过区域卫生信息平台和远程诊疗服务平台实现分工协作、上下转诊，将签约人群留在基层卫生机构，最终达到降低病患在三级医院医疗费用的目的。上海长宁区基于药物可及性、就诊可靠性和转诊便捷性决定签约对象基层就医意愿的判断，对基本药物的目录加以完善，延长处方，社区卫生服务站点处方药物外配；在对全科医生培养过程中免费帮助取得"三师"（营养师、心理咨询师及健康管理师）资质，助力基层医院建立特色科室，提升基层医疗卫生机构的检查检验能力，进而留住基层签约者，最终节省医药费。

（五） 实施健康干预，降低医保费用支出

为实现"治未病、管慢病、防大病"的目标，家庭医生会为每个签约者定制个性化的健康干预方案，例如，对 60 岁以上的患者做心脑血管的健康检查，筛查脑卒中患者，对高危人群进行健康干预和健康指导；对高血压患者、糖尿病患者进行危险分层，对高血压患者和糖尿病患者进行干预评估；倡导家庭医生对签约居民开展胃癌、乳腺癌、肺癌等高发病进行初步筛查，在筛查出早期患者时，病患和家庭医生均可获得 1000 元奖励，进而将疾病风险关口前移，降低大病经济风险，降低医保报销支出。

（六）信息化助力医药费用控制

依托公共卫生服务平台研发集健康管理系统、辅助诊断系统、远程会诊系统、双向转诊系统、培训进修管理系统、医保智能审核系统等于一体的卫生健康大数据平台和手机 App；北京方庄将慢性病防治指南或管理规范作为知识库纳入智能化慢病管理平台，并自主研发了签约居民的健康信息查询平台"身边医生"App；两地都是通过远程自我健康监测设备，并将数据导入个人健康档案，借助更为精细化的管理，力图实现医疗费用的控制。

二、签约服务费用分担机制

家庭医生团队为居民提供的基础服务包括签约服务，根据签约服务人数按年收取签约服务费，由医保基金、基本公共卫生服务经费和签约居民共同付费分担。

（一）基本医疗保险基金支付

基本医疗保险基金包括城镇职工基本医疗保险、城镇居民医疗保险。家庭医生为签约居民提供的基本医疗服务，由基本医疗保险基金按照有关政策，通过医保定点服务机构按规定支付，同时核减相应的一般诊疗费支出。支付范围主要包括：挂号费、诊查费、注射费（输液费，不含药品费）及药事服务费。

（二）基本公共卫生服务项目资金支付

家庭医生的签约费由国家基本公共卫生服务项目拨出专项费用，且依据筹资水平的变化逐步调整。签约服务费中的基本公共卫生服务项目费用从基本公共卫生服务专项经费中列支。家庭医生承担的重大公共卫生服务、计划生育技术服务项目支付标准按有关规定执行。

（三）签约居民付费

签约居民付费主要用于健康管理服务。签约职工个人支付部分由个人支付或在签约职工医保个人账户中扣减，签约城乡居民个人支付部分由个人支付。建档立卡贫困人口个人缴费部分，可给予一定补贴，符合医疗救助政策的按规定实施救助。

第三节 后疫情时代家庭医生签约服务内容和方式变化研究

自 2020 年以来，全世界人民始终处于打赢新冠肺炎疫情这场没有硝烟的战争中，在人民群众的生命财产安全遭到前所未有的威胁的背景下，全面加强联防联控、群防群治、夯实基层防疫等工作力度，成为决胜的关键，而家庭医生在其中同样发挥着重要作用，因而获得了世界卫生组织的高度认可，被称为"最经济、最适宜的基层医疗卫生服务模式"。后疫情时代，人民群众健康需求的不断变化同样在很大程度上改变着家庭医生签约服务的内容和形式。因此，实现基层医疗卫生改革的进一步深化，就需要建立和完善家庭医生签约服务，使之既适应中国国情，又能发挥"小病善治、大病善识、重病善转、慢病善管"的重要功能。

一、文献回顾

（一）关于家庭医生签约服务内容的研究

在很多国外专家学者看来，家庭医生除了要像专科医生一样具备较强的基本诊疗能力，还需要具备为患者提供卫生保健、康复治疗和心理问询等服务的指导能力。英国的家庭医生能够提供健全完备的疾病预防、控制、治疗、保健和恢复服务，作为"健康协调员"系统的有机成员，他们的诊所在提高家庭医生签约率以及辅助家庭医生卫生服务方面同样发挥着重要作用。在古巴，家庭医生大多都是具备综合能力和素养的专家，通过他们的专业治疗，居民可以享受到更为有效的诊疗、健康检查和教育等服务。加拿大的家庭医生往往需要为居民提供基础门诊和心理咨询、慢病管理等全生命周期健康服务。

在国内，专家们一致认为社区卫生服务未来发展的主要方向在于围绕居民需求展开的家庭医生制度的建立。例如，家庭医生签约服务在上海被分为预约式、互动式、关怀式和监测式等几种方式，这种细化保障了居民享有服务的个性化水平；此外，首诊服务和分诊服务在广东省的实行，以及由家庭医生按照常规健康标准来检查签约对象，并制定更具针对性的健康规划等要求在北京市的落实都是这一发展趋势的具体表现。

（二）关于家庭医生签约服务方式的研究

家庭医生签约服务最早出现在欧美国家，发展至今，该项便民服务已经逐渐推广和扩散到世界上 60 多个国家。在"联合诊所"的影响下，英国的全科医生、专科医生以及临床医护人员医疗保健服务的提供有相对规范、健全，同时可以发挥医院功能的空间保障。与其他国家的家庭医生联合模式不同，古巴所推崇的是服务人员派遣制度，无独有偶，加拿大的家庭医生签约居民在特定服务（如专家预约、就诊优先等）中享有一定的特权，而这种特权主要是通过将门诊统筹医疗和全科医生首诊有机结合来实现。

相较于西方发达国家，我国在家庭医生签约服务方式方面的研究起步较晚、发展缓慢，依据不同区域医疗资源的实际供需情况，各个地区也提出了具有本区域特色的服务方式，例如，厦门市"三师共管"模式、上海市"1+1+1"模式、盐城市大丰区"基础包+个性包"模式、定远县"按人头总额预付"模式、杭州市"医养护一体化"模式等都是其中的典型代表。此外，在实际应用中，天津市以远程医疗技术为基础的医疗联合体模式、宁波海曙区以"粉丝"为基础的家庭医生服务模式以及在深圳和武汉得到广泛普及的"契约式"全科医生团队服务模式，都是取得显著成效，并获得签约居民广泛认可的创新尝试。

二、家庭医生签约服务内容和方式的实证研究

下文以温州市瓯海区内拥有典型社区卫生服务中心就诊经验的社区居民为研究对象，通过分层随机抽样的调研方式来探讨"后疫情时代家庭医生签约服务内容和方式变化"。据统计，本次调研共收集问卷 400 份，其中包含 369 份有效问卷，有效率达 92.25%，整体调研活动的 Cronbacha 系数为 0.964，KMO 值为 0.958。在对疫情前后家庭医生签约服务内容和方式，以及公众认知变化的分析

过程中，主要借助了 SPSS 统计软件的作用。

（一） 家庭医生的实际签约情况

调查表明，在对 369 位居民进行"是否了解家庭医生"的调研中，有 289 人"知道"，占全部被调查者的 78.32%，由此可见，若想实现"全民知晓"还有很长的路要走。

就家庭医生的签约现况而言，在上述"知道"家庭医生人群中，只有 166 人真正与家庭医生签约，还有 123 人就签约事项心存疑虑。卡方检验结果同样表明，家庭医生的签约率在很大程度上受到了居民自身身体情况、健康水平、职业、受教育水平及年龄等因素的影响，这种结果在统计学上有重要意义。其中，对家庭医生签约影响最大的一个因素就是居民的年龄和健康水平，而对家庭医生签约服务关注度最高的人群集中在老年人和健康不佳的居民中。从实际层面来讲，瓯海区居民每人每月需要承担 10 元家庭医生签约服务费，签约对象承担 20%，也就是说，家庭医生签约一年的费用为 24 元。所以，就居民是否选择签约家庭医生服务而言，医保支付方式的影响力并不绝对。

（二） 居民选择家庭医生签约服务的意愿

为了保障患病居民在疫情防控期间享受医疗卫生服务的及时性，瓯海区公布了每个家庭医生的服务范围，从而使居民对家庭医生签约服务的认知水平得到了大大提高。相关调研数据表明，在"如果您正面临健康问题困扰，您是否会选择家庭医生"的回答中，选择"愿意"的比例在疫情前后经历了 63.25% 向 85.54% 的提升。

（三） 疫情前后家庭医生签约服务内容的变化

2015 年，《关于推进责任医生签约服务工作的实施意见》（以下简称《实施意见》）在瓯海区正式颁布执行，《实施意见》既遵循了浙江省和温州市的相关政策要求，又兼顾了瓯海区的实际居民结构和现实医疗服务需求，对家庭医生签约服务的项目内容、具体细则以及收费要求等予以进一步明确，即个性化健康服务、基本医疗服务、基本公共卫生服务是构成瓯海区家庭医生签约服务内容的三个板块。在疫情的长期影响下，瓯海区家庭医生签约服务内容也相继做出了一系列调整。

（1）推进转诊服务。通过对比疫情前后的转诊率，不难发现，该项数据实现了45.78%到66.86%的上涨，这充分表明：相较于大医院，居民更愿意在疫情期间前往社区卫生服务中心进行医疗咨询。但由于社区卫生服务中心在医疗服务和健康咨询方面能力有限，所以不得不向上级医院转诊。

（2）健康宣传服务。作为健康宣教服务的重要载体，家庭医生在疫情之后所提供的健康信息比重也实现了质的飞跃，最终凭借84.94%的高比重遥遥领先，其中，基于《实施意见》的要求，25.3%的家庭医生不得不将健康知识推送给签约居民，但这种形式主义的健康宣教工作所起的作用并不明显；能够以签约居民身体的实际健康情况为依据来提供适宜的健康知识讲解的家庭医生所占的比重在27.11%，而既能够向家庭医生签约居民提供与之实际相吻合的健康信息，又能够传播与扩散疫情防控知识与信息的家庭医生的比重大约占32.53%。

（3）慢病随访。高传染性是新冠肺炎的最显著特征，而大医院由于人流量密集，是新冠肺炎疫情暴发的重灾区，而家庭医生随访则可以有效避免居民前往大医院就诊可能引发的疫情感染情况，因而随访率和签约率都实现了显著提高。数据显示，家庭医生在疫情后每月开展一次慢病随访的比率已经达到了40.96%，相较于疫情前每季度开展一次慢病随访的46.99%概率有了大幅上涨。

（4）针对性健康服务。针对性健康服务能够实时地满足不同签约居民的实际健康需求，但受有限的家庭医生数量和时间等因素的影响，现阶段家庭医生签约并不能完全满足签约居民的针对性服务要求，只能为签约居民提供常规医疗卫生服务，而依托网络手段来开展的信息化随访就医，使患者享受的医疗服务更加精准，因而对下一阶段家庭医生签约服务的实践探索具有较高的参考价值和较大的指导意义。

（四）疫情前后家庭医生签约服务方式的变化

家庭医生服务的最基本单元是家庭，在瓯海区，在社区居民就家庭医生服务完成与辖区内卫生服务中心的任一责任医生签约之后，就意味着家庭医生需要为该签约居民提供1年以上的签约服务，合约到期后，居民可根据实际情况选择与该家庭医生续约，或者选择其他家庭医生重新签约。与居民和家庭医生的一对一关系不同，一名责任医生可以与多名社区居民（通常在 1000 人以下，并且以孕产妇、慢病患者和老年人等群体为重点签约对象）签约，这主要取决于责任医生自身及其团队的整体服务能力。签约服务的实现路径主要表现为"预约门诊—基层首诊—双向转诊"，在此基础上，以一种循序渐进的方式来完成"订单式签约服务""亲情式签约服务""互动式签约服务"等方式的建立，同时，在全科门诊随访、团队组合服务，实现"防治结合"的健康管理模式实施中要坚持居民的现实需求的重要导向作用。

新冠肺炎疫情的反复性、小规模暴发，使家庭医生的签约速度得到了有效推进，更在一定程度上改变了家庭医生的签约服务方式。作为服务提供方，家庭医生在提供慢病随访、健康宣教等健康服务过程中，越来越倾向于信息化的服务方式；而作为服务需求方的社区居民，也越来越倾向于线上服务，因为这种服务方式能够有效避免线下不必要的人群接触。

通过对疫情前后家庭医生服务方式的比较可以发现，疫情前，家庭医生和居民面对面交流的概率为 40.36%，而在疫情影响下，此概率出现了近 30% 的下跌，随之而来的便是高达 58.43% 的居民和家庭医生微信联系比例，而这种联系方式也成为居民和家庭医生的主要联系渠道。此外，受到疫情常态化的影响，传统健康讲座对线下形式的依赖开始显现出一定的局限性，向互联网健康宣教的方向过渡；而疫情影响最大的家庭医生服务主要集中在慢病随访过程中，与以往完全依靠线下随访不同，疫情后的随访工作开始转为线上随访和线上、线下混合随访模式。

三、后疫情时代家庭医生签约服务的限制因素

（一）签约方式单一

在《实施意见》相关规定中，家庭医生与医患的签约必须以面对面的形式完成，但受到疫情相关因素的影响，很多患者对面对面签约存在一定顾虑，直接导致签约率的大幅降低。为此，在疫情常态化形势下，积极探索多元化的家庭医生签约方式，对于签约率的提高十分必要。

（二）服务内容局限

疫情的常态化发展趋势在很大程度上改变了居民对签约服务的需求，也增加了家庭医生服务内容的局限性。

一方面，随着疫情的扩散、演变和常态化，社区居民对家庭医生在健康管理、心理咨询方面的专业要求越来越高，但很多家庭医生却普遍存在专业知识储备不足、专业技能发挥不充分等问题，而这种局限性也增加了家庭医生疫情相关健康科普工作的开展难度。另一方面，疫情在某种意义上加重了家庭医生的工作负担，使其开展的慢病控制、随访工作等均未达到相应的指标，更造成了慢病控制率与标准控制率之间的较大差距，而这种现实也预示着居民在疫情期间的个性化健康需求将无法得到充分满足，可以说，家庭医生服务并未实现在全人群中的独特性，也由于缺乏群体细分、内容精准的服务体系构建，不同人群的多元化健康需求不能被满足的现实逐渐显现。此外，在疫情影响下，家庭医生签约服务的形式虽然实现了由线下向线上的过渡，但以老年群体为主要签约对象的现况依然没有得到改善，而老年群体在信息平台操作方面的劣势也使家庭医生服务的整体效率和质量大打折扣。

（三）信息共享受阻

整体而言，滞后性是现阶段家庭医生签约服务的显著劣势，而由此导致的最直接后果便是上级资源与基层医疗机构之间信息共享难度的增加、签约医生工作量的增加及签约居民获得感的降低。

四、后疫情时代家庭医生签约服务提升的路径

（一）丰富基于全过程健康管理的服务内涵

为提高健康资源的可及性，切实保障所有居民的获得感，"健康中国2030"特别强调辐射全过程的健康服务内容的构建。若想实现这一目标，就需要使以全过程健康管理为基础建立的家庭医生的服务内涵得到进一步丰富，并致力于"诊前+诊中+诊后"慢病服务流程和长处方制的建立，以确保居民可能存在的健康

问题得到及时发现和有效解决，并切实保障居民的就诊咨询、慢病诊疗和药品配送等服务需求。此外，还可以尝试普及个性化有偿服务包，并打造涵盖家庭病床、居家康复等内容的特色化服务体系，在提高供需关系匹配精准度的同时，最大限度地满足居民的多元化健康需求。

（二）完善基于精准化理念的服务供给

（1）对网格化服务模式予以优化。对社区进行若干网格的细化，以开展条块管理，进而在电子信息系统的辅助下对社区居民的健康状况进行动态掌握的过程就是网格化管理。这种管理模式的应用，一方面使家庭医生入户排查的工作难度得到了有效降低，另一方面能够使签约对象的服务需求得到最大限度地满足。

（2）搭建人群细分的服务体系。在细分签约居民方面，需要严格遵守分类和按需服务的基本原则。若想确保所搭建服务和管理体系的精细化和分层化，就需要在合乎国家公共卫生基本服务规范和分级诊疗要求的前提下，对患者的健康档案基本信息进行全面把握。

（3）应用更为高效的服务手段。老年群体是家庭医生签约和服务的主要对象，因此，通过应用更为高效的服务手段来满足老年群体的个性化医疗卫生服务需求就显得尤为重要和必要。例如，在家庭医生服务"最后一公里"问题日益突出的背景下，瓯海区郭溪街道就创造性地应用了电视一键呼叫服务，从而有效缓解了"最后一公里"问题所带来的诸多困扰。

（三）搭建基于信息互联互通的资源使用平台

居民自主查询健康档案平台、区域健康信息系统（涉及省市医院等）的建立，一方面使家庭医生与签约居民之间稳定契约关系的维持得到了保证，另一方面对优质医疗资源的下沉、居民就医体验的提升，以及家庭医生签约服务吸引力和满意度的提高发挥了重要的促进作用。

第五章 家庭医生签约服务政策分析

第一节 家庭医生签约服务政策主要内容

一、国家层面政策梳理

我国家庭医生签约服务政策体系经历了一个从无到有、逐渐完善的过程。与前文家庭医生签约服务发展历程一致，国家层面制定了一系列政策层层推进家庭医生签约服务。国务院、原国家卫计委等多部门对此项工作高度重视，医疗卫生服务、卫生健康、深化医药卫生体制改革等方面的"十三五"规划中均提到落实家庭医生签约服务。2022年3月3日印发《国家卫生健康委财政部人力资源和社会保障部国家医保局国家中医药局国家疾控局关于推进家庭医生签约服务高质量发展的指导意见》（国卫基层发〔2022〕10号），提出全面推进家庭医生签约服务，从总体要求、扩大服务供给、优化服务方式、完善保障机制等方面提出明确意见，以落实家庭医生签约服务。

（一）签约服务主体、服务内容、收费方式与激励机制不断变迁

"家庭医生"这一签约服务主体在2015年3月《国务院办公厅关于印发全国医疗卫生服务体系规划纲要（2015—2020年）的通知》中首次被提出，该通知包括"推动全科医生、家庭医生责任制，逐步实现签约服务"的内容。在此之前，签约服务的主体主要是全科医生和乡村医生。❶ 随着居民医疗卫生需求不断变化，政策内容中签约服务主体、服务内容、收费方式与激励机制也发生了变化，如表5-1所示。

---

❶ 吴爽，赵燕，曹志辉. 家庭医生签约服务制度研究［M］. 北京：中国国际广播出版社，2017.

表 5-1　签约服务主体、服务内容、收费方式和激励机制

政策文件	服务主体	服务内容	收费方式	激励机制
《国务院关于建立全科医生的指导意见》	全科医生	约定的基本医疗卫生服务	按人数每年收取服务费，由医保基金、基本公共卫生费服务经费和签约居民个人分担	基层医疗卫生机构内部绩效工资分配可采取设立全科医生津贴等方式，向全科医生倾斜
《关于开展乡村医生签约服务试点的指导意见》	乡村医生	除基本医疗和基本公共卫生服务外，还包括制订健康方案、指导农村居民进行预防保健、规范转诊等服务	—	乡村医生的补助来源包括公共卫生服务补助、诊疗收入和财政专项补助等
《关于推进家庭医生签约服务的指导意见》	基层医疗卫生机构注册全科医生，以及具备能力的乡镇卫生院医师和乡村医生	包括基本医疗、公共卫生和约定的健康管理服务，并且在就医、转诊、用药、医保等方面对签约居民实行差异化政策	按人数每年收取服务费，由医保基金、基本公共卫生服务经费和签约居民个人分担	基层医疗卫生机构内部绩效工资分配可采取设立全科医生津贴等方式，并且收支结余部分可按规定提取奖励基金，向承担签约服务的人员倾斜

政策文件	服务主体	服务内容	收费方式	激励机制
《关于做实做好 2017 年家庭医生签约服务工作的通知》	基层医疗卫生机构注册全科医生，以及具备能力的乡镇卫生院医师和乡村医生	合理设定包含基本医疗和公共卫生服务的基础性签约服务包，以及针对不同人群的个性化签约服务包	签约服务费由医保基金、基本公共卫生服务经费和签约居民个人分担	允许医疗卫生机构突破现行事业单位工资调控水平，允许医疗服务收入扣除成本并按规定提取各项基金后主要用于人员奖励

由上表可以看出，提供签约服务的主体由全科医生、乡村医生发展到家庭医生，服务内容由泛泛的医疗卫生服务细化到基本医疗、基本公共卫生和约定的健康管理服务，并在此基础上提出"基础性服务包"和"个性化服务包"的概念。签约服务费的收费方式、激励机制也由绩效工资分配，设立全科医生津贴，逐渐地扩大到允许医疗卫生机构突破事业单位工资的调控水平，将收支结余部分提取奖励基金，向签约服务的人员倾斜。指导性文件中服务内容的进一步细化及激励机制的进一步提供放开为各地推进家庭医生签约服务提供了有力的依据。

（二）推进家庭医生签约服务政策内容不断完善细化

《关于推进家庭医生签约服务高质量发展的指导意见》是国家卫健委、财政部、国家医保局和国家中医药局等几个部门联合印发，目的是充分地坚持并贯彻卫生和健康工作方针、实施中国战略、落实相关的医疗要求，从而能够有效地推动家庭医生签约服务的签约速度，提高城乡居民对家庭医生签约服务的接受能力。

该指导意见针对城乡居民的家庭医生签约服务也给出了具体的指导意见和要求，引导城乡居民签约服务就需要按照一定的节奏，首先要保证家庭医生的服务质量和水平，提高居民的满意度、好感度和认可度，接着逐步地扩大签约服务的覆盖范围。据有关资料和数据显示，从 2022 年开始，居民签约服务的覆盖率已经提升了 1%~3%，预计到 2035 年家庭医生的签约服务覆盖率将达到 75%。

（三）家庭医生签约服务被纳入多项重点任务与规划

在《"十三五"卫生与健康规划》中提出推进家庭医生能力提高工作，发挥家庭医生的居民健康"守门人"作用，实施家庭医生签约服务制度，优先覆盖老年人、孕产妇、儿童、残疾人等人群，以及高血压、糖尿病、结核病等慢性疾病和严重精神障碍患者等。在《"十三五"深化医药卫生体制改革规划》中，则在建立科学合理的分级诊疗制度这一重点任务下，家庭医生签约服务制度是需要将医疗中的各项内容结合起来，如通过基层服务把医保、医疗价格、服务居民等有效结合更好地为居民服务，因此需要城乡居民和医生签约，建立签约服务制度，而且《"健康中国2030"规划纲要》中也制定、规划和完善了家庭医生签约服务制度，从而形成了基层首诊、上下联动等一系列医疗顺序，建立健全家庭医生签约服务体系。

（四）家庭医生签约服务是推进分级诊疗制度与医疗联合体建设的重要抓手

家庭医生签约服务建设同时也是有效调节医联体内部医疗机构服务数量的有效机制。《国务院办公厅关于推进医疗联合体建设和发展的指导意见》针对家庭医生的签约服务提出了相关意见，要积极地推动分级诊疗和医疗联合起来，首先让居民主动去基层首诊，医生要接待提前预约的居民，检查、住院和治疗，如果其中有居民患有慢性疾病，就需要慢慢治疗并为患者提供2个月内的处方用药。如患者有特别需求，医生可以通过使用延长处方用药时间、集中配送处方药等方法为患者提供便捷的医疗服务。

（五）改善全科医生培养与使用激励机制并加强全科医生队伍建设

国内大部分地区面临着基层全科医生紧缺、执业医师少、工作量较大等困难，因此，国家应改善全科医生培养与使用激励机制，以加强全科医生队伍建设。在全科医生的培养制度和激励机制等方面提出了具体要求。在全科医生培养制度方面，一是医教协同深化院校全科医学教育改革；二是建立健全毕业后全科医学教育制度；三是巩固完善全科继续医学教育。在激励机制方面，一是薪酬制度中允许医疗服务收入扣除成本并按规定提取各项基金后主要用于人员奖励；二是全科医生聘用管理中优先安排并简化招聘程序；三是公平公正地对待每一名医生，无论是本科学历的全科医生还是硕士研究生学历的全科医生，在薪资待遇、职业提升和聘用合同等方面都要保持一致。

（六）加强与其他部门之间合作，落实重点人群签约服务工作

在 10 类重点人群中，残疾人约有 3000 万，贫困人口约有 7000 万，计划生育特殊家庭人员约有 110 万，其中残疾人和贫困人口信息收集和统计等需要多部门的合作。为了做实特殊人群的签约服务工作，国家卫计委办公厅印发了《关于进一步做好计划生育特殊家庭优先便利医疗服务工作的通知》，认为需要把有特别扶助制度的独生子女、残疾子女、单亲家庭等作为服务对象，并且他们的家庭成员也可以签约家庭医生服务，这样可以为更多居民提供就医的便利，如计划生育特殊家庭成员在定制的定点医疗机构可以享受挂号、就诊、转诊、取药、收费、综合诊疗等优先便利服务。

二、地方层面政策梳理

各省、自治区、直辖市在国家政策《关于推进家庭医生签约服务的指导意见》的指导下，相继出台了家庭医生签约服务相关的政策文件，具体包括家庭医生签约服务指导性政策及相关的配套政策两类文件。其中，指导性政策主要以实施意见、管理办法等形式印发，包含政策目标、签约主体、服务对象、服务内容、增强签约服务吸引力、筹资机制、激励机制、绩效考核机制、技术支撑、宣传工作等内容。相关配套政策是基于指导性政策的部分内容，进一步完善、细化并补充形成的具有可操作性的政策措施。

（一）指导性政策内容

1. 签约主体

签约主体可以是个人，也可以是以家庭和功能社区为单位，以满足各类人群对签约形式多样化的需求。

2. 服务对象

家庭医生签约服务在实际运用中，在不同的省市有了不同的内涵和宣传，例如宁夏和湖北等地提出了签约服务的内容除了平常人外，还包括老年人、孕妇、儿童和残疾人，以及有高血压、糖尿病等慢性疾病的患者，这些居民都可以被纳入签约服务的对象中，力求将签约服务对象的范围和人员逐步扩大。例如贵州和河南不仅把上述人群纳入其中，而且把特困户、贫困户和低保户、失独人员等也作为签约服务的主要对象；安徽还把患有疾病但在家康复的精神病患者、肿瘤晚期患者、长期卧床者也纳入服务对象中；山东的签约服务把高血压、糖尿病、恶性肿瘤等患者作为签约的主要对象。

3. 服务内容

不同的地区对家庭医生签约服务中的医疗服务、健康管理、公共卫生服务等都有具体说明，三者的管理服务内容不尽相同，各有侧重点。其中，医疗服务主要针对常见病和转诊等；健康管理服务主要是测评、指导、护理患者的健康状况和通过远程检测患者的身体状况。虽然家庭医生签约服务的总体内容基本相似，但其中涉及的医疗细节也有些许差异，如重庆市的签约服务就包括专家会诊、康复理疗等内容。

4. 增强签约服务吸引力

为了让更多居民参与到家庭医生的签约服务中，江西和河北等地就采用了各种方式引导和帮助居民参与签约服务，在宣传过程中尽量为居民提供更多的服务，如可以提供远程的健康检测、提供居民全程医疗服务、提供错时服务、提前预约和上门服务；在转诊医疗方面也提供了相关服务，如为患者建立绿色通道、为患者预留床位；在用药方面可以为患有慢性疾病的患者开处方药，也可以根据具体情况延长处方药使用的时间；在医疗报销方面，可以根据当地财政的具体情况提高报销比例，减轻患者的医疗费用负担。除此之外，浙江和广西等地在对居民进行诊疗时，会减免诊疗费用；黑龙江和重庆等地则会简化诊疗手续，节约诊疗时间。

5. 筹资机制

不同的地区虽然对家庭医生签约服务的宣传方式不一样，但始终需要与国家的相关政策保持一致，其中包含的基金、公共服务费、签约费等费用需要各自承担。针对这项费用，福建和广东是由财政给予个人一定补助；重庆和江西等地对其中各项内容需要承担的资金比例做出了明确的规定。

6. 激励机制

家庭医生签约服务除了对居民有很大的便利之外，对诊疗的医生也提出了相应的建议，重庆和江西等地提出要提高基层医生的绩效工资、医生津贴、奖励基金以及给予基层服务医生更多的政策倾斜，在分配制度上保证医生的绝对优势。天津和浙江等地也对行政事业单位的工资、津贴和奖金重新规划、调整和分配。青海和云南则在核算医生的签约服务费时，要与日常工资、津贴分开计算，两者不可合二为一。天津和黑龙江甚至对签约服务费和工资、津贴的分配比例进行了明确的划分，不同的地区所占比例是不同的，其中天津确定的分配比例是要高于70%，黑龙江把分配内容分为家庭医生团队和基层卫生机构，所占比例分别为70%和30%。青海则把签约服务的内容分为家庭医生团队、基层卫生机构和上级协作医院三部分，所占比例分别为80%、10%和10%。此外，其他省市也为家庭医生提供了许多的培训机会、晋升条件和评奖评优机会。

7. 绩效考核机制

有了对城乡居民的医疗服务，又有在基层服务的医生，就需要对家庭医生的服务效果和质量进行检查和考核，因此江苏和福建等地就提出了要对签约服务的对象、医生服务的质量、居民的认可度、健康管理的效果、医疗费用的支出等建立健全考核和评价体系，定期对家庭医生的服务质量和内容进行评价，每一次的考核结果要与医生的工资、津贴、奖金和服务费用相联系，以此激励家庭医生更好地投入到诊疗中，提高医生诊疗的效果。除此之外，重庆、甘肃等地还针对双向转诊、协调机制、基层服务等进行考核，从而有效地提高家庭医生的就诊服务和诊疗效果。

8. 技术支撑

在技术支撑方面，地方大部分文件与国家指导意见一致，均提出要通过二、三级医院的技术支持、建立独立的区域检验诊断中心等为家庭医生开展签约服务提供技术支持。此外，还提出要充分发挥信息化的支撑作用，如构建区域医疗卫生信息平台，实现信息共享和业务协同，利用远程医疗、即时通信等方式，加强与二级以上医院医师的技术交流，利用移动客户端、移动互联网、可穿戴设备等为签约居民提供服务。江苏省提出组建区域性基层医疗卫生中心、建立签约医生服务联盟，开通网上专病专科管理社群，形成"1+N"签约服务组合。宁夏回族自治区则提出要建立二、三级医疗机构内科、产科、妇科、儿科、中医科等重点科室专家信息库和家庭医生信息库。

9. 宣传工作

不同的省、自治区或直辖市为了推进家庭医生签约服务，采取了各种各样的方法和措施，如利用网络媒体、报纸、杂志等广泛宣传签约内容，着重突出此项制度对城乡居民的生活和就医有很大的便捷之处，具有便民、惠民、利民等特点，同时还可以对家庭医生的实际情况进行宣传，让更多医生能够增强自身的责任感和荣誉心，赢得更多居民的尊重、信任和支持，从而较好地推动家庭医生签约服务的进度。山西、宁夏、河南和广西等地都为签约服务的相关内容作出了新的探索和研究，他们提高了医生的基层服务能力和水平，并提出了更加具体的服务原因、服务方法和措施、服务的相关内容和签约的优惠政策，而且北京、甘肃和重庆等地都发出了不同的口号，如"让群众满意的基层医疗卫生服务机构建设"，这些不同的方法都为分级诊疗、双向转诊奠定了坚实的基层居民支持的基础。

（二）配套政策内容

1. 重点人群家庭医生签约服务政策

各地在国家政策的基础上分别制定贫困人口、残疾人、计划生育特殊家庭签约服务相关政策，进一步明确了特殊人群签约服务主体和具体的服务内容，并要求加强部门间的协同，减轻居民的经济负担。

服务主体方面，山西将乡村干部纳入贫困人口签约服务团队中，广东将社区（村）残疾人专职委员、河北将康复医师纳入残疾人签约服务团队中，广东将村计生专干（健康管理员）、计划生育特殊家庭"双岗"联系人纳入计划生育家庭签约服务团队中。服务内容方面，河北、宁夏将康复相关服务纳入残疾人签约服务中，广东将心理支持与援助，为年老体弱、行动不便和慢性病患者开展巡诊、家庭病床诊疗、护理服务等内容纳入计划生育特殊家庭签约服务中。此外，《广东省贫困人口家庭医生签约服务补助方案》提出免收贫困人口签约普惠型服务包签约服务费个人自付部分，并对患有高血压、糖尿病的贫困人口个人自付药品费用给予不低于90%的补贴。

2. 家庭医生服务团队成员培养与培训

重庆、贵州、陕西、湖北、西藏、宁夏等地响应国家政策相继制定了改革完善全科医生培养与使用激励机制的实施方案，在团队成员培养与培训方面的主要内容与国家政策基本一致。广东于2015年开始连续3年在实施家庭医生服务团队滚雪球培训项目的基础上进一步制定了《广东省2018—2020年家庭医生服务团队培训项目实施方案》。滚雪球培训项目，即以省级培训基地培训各地市的一级学员，一级学员作为市级师资培训本市二级学员，二级学员培训三级学员，实现基层人培训基层人的培训项目。具体的培训内容包括基层常见健康问题规范化诊疗培训、基层慢病管理培训、基层急诊急救能力训练、团队成员技能训练等。

3. 家庭医生签约服务标准化建设

为进一步提高签约服务质量，为服务质量的评价和监督提供参考依据，山东、河南制定了工作指南和指导标准以规范签约服务的流程和内容。《山东省家庭医生签约服务工作指南（试行版）》对有关团队组建方式、团队数量、签约原则、签约服务内容、签约服务包的设计原则、签约服务激励考评机制等内容进一步细化。例如，在服务团队方面，该工作指南对团队成员遴选标准、遴选方式、团队层级架构、团队成员职责、团队工作制度提出了明确的规定，同时提出服务团队需要进行居民服务需求调查，并准确解释了家庭医生签约服务团队与二级以上医院的转诊流程中各机构的职责分工、转诊指征等。此外，该工作指南还对签约服务风险防范、服务管理、服务文书制定等内容提出了要求。《河南省家庭医生签约服务工作操作规范手册（试行版）》进一步细化了团队成员职责分工，明确了服务流程，并提出风险防控的方法。

4. 指导性文件内容补充

各地区制定的配套政策内容还包括对指导性政策内容的补充和进一步解释。

配套政策主要在以下三方面对指导性政策内容进行补充：一是明确服务包分类、内容和收付费机制；二是建立家庭医生签约服务绩效考核指标体系；三是强化签约服务信息化技术支撑。

在明确签约服务包内容及收付费机制方面，北京、湖南、广西、河北等地区进一步明确了签约服务包的分类和个性化服务的内容。服务包主要是按照服务人群的需求进行分类，各地具体分类略有差别，除各类重点人群签约服务包外，湖南推出康复医疗管理包、居家医疗服务包，广西推出慢性阻塞性肺疾病服务包、腰腿痛服务包、居家养老服务包、重病随访服务包。河北省推出恶性肿瘤人群、风湿病人群等服务包。服务包中的个性化服务主要包括一些额外的体检项目、上门服务、心理指导、中医药疗法等内容。在签约服务收付费机制方面，各地文件主要提出各类经费支付签约服务费的方式和数量。例如，湖南规定不能通过医保报销的部分可由签约服务对象个人支付或从基本医保个人账户中支付，广西提出个性化服务收费标准也可以给予适当折扣。除此之外，云南在年中预付上半年已签约人头数的80%左右的医保基金需要承担的费用，次年考核清算后再拨付。河北签约服务费通过政府购买服务，按照提前预拨、事后结算的方式拨付，并纳入基本公共卫生支付方式改革范围。

在建立签约服务绩效考核指标体系方面，辽宁、云南对签约服务的绩效考核指标进一步细化，以有效评估签约服务质量。辽宁将考核指标分为核心指标和参考指标，并提出指标解释、计算方法和目标要求。其中，核心指标包括城市居民每万名拥有全科医生数、签约率、签约居民个人付费率、基层医疗卫生机构就诊率、签约居民满意率。云南指标体系主要包括人员配备、设施设备、协议管理、服务内容、队伍建设、分配机制、绩效考核等指标，其中对于签约服务内容的考核是重点，权重为55%。

在强化签约服务信息化技术支撑方面，北京创新推广"智慧家庭医生优化协同模式"，服务内涵可概括为"一固定""三协同""五智慧"，即医患固定；医护协同、医医协同、医社协同；智慧诊疗、智慧档案、智慧App、智慧上门、智慧绩效。海南要求利用全省基层卫生信息系统建立家庭医生签约模块和微信公众服务号，实现签约居民健康档案、健康管理、就医、专家咨询等信息共享和业务协同，为信息咨询、互动交流、患者反馈、健康管理等提供便利。

第二节 基于内容分析法的家庭医生签约服务政策分析

2016 年 5 月，国务院医改办、国家卫生计生委、国家发展改革委等联合发布《关于印发推进家庭医生签约服务指导意见的通知》（国医改办发〔2016〕1 号（以下简称《指导意见》），该通知明确提出：根据深化医药卫生体制改革的总体部署和要求，围绕推进健康中国建设、实现人人享有基本医疗卫生服务的目标，以维护人民群众健康为中心，促进医疗卫生工作重心下移、资源下沉，结合基层医疗卫生机构综合改革和全科医生制度建设，加快推进家庭医生签约服务。为响应国家政策，各地纷纷出台了家庭医生签约服务具体政策和方法。为了深入了解各地区的家庭医生签约服务政策，本节借助内容分析法描述分析不同地区的家庭医生签约现状，主要是工作目标、签约对象与服务主体、服务内容与费用、激励机制等内容概括不同区域相关政策的共性和特点、优势与不足，并就此提出改进建议，一方面为加深各个区域不同的家庭医生签约政策发挥重要作用，另一方面为家庭医生签约服务政策的完善及进一步推广奠定基础。

一、资料与方法

（一）资料来源

采用典型抽样法，在我国 31 个省（自治区、直辖市）各抽取 1~2 个地级市（直辖市），共 45 个市作为样本市，以各个市的家庭医生签约服务政策文件为研究对象。考虑到国家级公立医院综合改革试点城市推行家庭医生签约服务的时间早于其他城市，在抽取样本市时，优先选择第一批、第二批、第三批及第四批国家级公立医院综合改革试点城市。访问我国 45 个样本市的政府官方网站或同级卫生计生委官方网站以及中国知网（CNKI）和万方数据知识服务平台，以"家庭医生"/"全科医生"+"签约"为题名或关键词在官方网站和数据库进行检索，以获取与家庭医生签约服务相关的政策文件和相关文献。检索时间均为建库（网站）至 2017 年 9 月 30 日。

（二）纳入及排除标准

1. 纳入标准

（1）政府官方发布的针对家庭医生签约服务的相关政策文件。

（2）期刊数据库纳入的文献中包含家庭医生签约服务工作目标、签约对象与服务主体、服务内容与费用、激励机制等相关政策内容。

（3）可获取全文内容。

2. 排除标准

（1）政策内容不是最新的家庭医生签约服务政策文本。

（2）家庭医生签约服务政策信息严重缺失的文献。

（3）权威性和可靠性较差的文献。文献筛选由 2 名研究人员同时独立完成，按照纳入和排除标准对文献进行筛选并交叉核对，分歧之处由 2 人讨论解决。

（三）研究方法

1. 设计编码表

根据《指导意见》设计编码表。编码表中的问题主要包括政策出台时间、签约率目标、服务对象、服务提供者、服务内容、签约形式、服务方式、服务时间、服务费用、基层首诊、预约优先就诊与住院、绿色转诊通道、慢病长处方与延处方服务、医保报销优惠措施、收入分配机制、人员编制、人员聘用、职称晋升、在职培训、评奖推优等要素。

2. 政策内容摘录

由 2 名研究人员同时独立地采用自行设计的编码表对 45 个市的家庭医生签约服务政策内容进行摘录，并进行交叉核对，若编码表中的某个问题在政策中无法找到准确答案，则用"未明确"表示。

3. 资料分析与得出结论

采用专业数据统计软件和一般统计描述指标对家庭医生签约服务政策各要素进行描述性统计分析，采用内容分析法对各地家庭医生签约服务政策的亮点与不足进行总结，并提出相应的政策建议。

二、研究结果

（一）文献筛选结果

在官方网站和数据库共检索到 457 篇文献。首先，筛选后去掉重复的 229 篇文献；其次，在阅读题目和摘要后去掉关联度较低的文献，最终剩下 103 篇文献；最后，在通篇阅读的基础上剔除政策信息不完整、权威性和可靠性较差的文献后，最终纳入家庭医生签约服务相关的政策文件 52 篇、数据库文献 5 篇，共 57 篇。

（二）45 个市的基本情况

1. 样本市的分布

在我国 31 个省（自治区、直辖市）抽取 45 个地级市（含直辖市）作为样本市。包括 7 个第一批国家级公立医院改革试点市，分别为上海市、镇江市、厦门市、深圳市、洛阳市、宝鸡市、西宁市；11 个第二批公立医院改革试点市，分别为天津市、重庆市、三明市、珠海市、宁波市、新余市、太原市、长春市、三亚市、南充市、银川市；9 个第三批公立医院改革试点市，分别为盐城市、杭州市、滁州市、安庆市、濮阳市、长沙市、武汉市、东营市、玉林市；13 个第四批公立医院改革试点市，分别为晋中市、锦州市、岳阳市、上饶市、黔南州、普洱市、咸阳市、雅安市、酒泉市、石嘴山市、包头市、乌兰察布市、拉萨市；5 个非公立医院改革试点市，分别为北京市、哈尔滨市、秦皇岛市、宜昌市、乌鲁木齐市。

2. 政策出台时间

根据国务院医改办、国家卫生计生委、国家发展改革委等部门于 2016 年 5 月 25 日正式颁布了《指导意见》，本文将 2016 年 5 月 25 日作为分界点将各地的政策颁布时间进行分类。在上述 45 个市中，有 17 个市的家庭医生签约服务政策在 2016 年 5 月 25 日之前颁布，分别为上海市、镇江市、深圳市、宝鸡市、西宁市、东营市、珠海市、宁波市、三亚市、南充市、盐城市、杭州市、咸阳市、包头市、乌兰察布市、乌鲁木齐市、长春市，28 个市在 2016 年 5 月 25 日之后颁布。

（三）家庭医生签约服务覆盖率目标

《指导意见》规定，到2017年，家庭医生签约服务覆盖率达到30%以上，重点人群签约服务覆盖率达到60%以上。各市也均明确了到2017年一般人群和重点人群的签约服务覆盖率目标。宝鸡市、北京市等11个市的签约服务覆盖率目标均高于《指导意见》中规定的最低目标，其中宝鸡市一般人群和重点人群签约服务覆盖率目标最高，分别为80%和90%；上海市、厦门市等34个城市的签约服务覆盖率目标与《指导意见》相同，如表5-2所示。

表5-2　2017年各地一般人群和重点人群的家庭医生签约服务覆盖率目标　　单位:%

地区	一般人群签约服务覆盖率	重点人群签约服务覆盖率
宝鸡市	80	90
北京市	32	90
滁州市	30	90
乌鲁木齐市	70	80
南充市、雅安市	50	80
深圳市	50	70
包头市、宜昌市	40	70
宁波市	30	70
杭州市	35	60
上海市、厦门市等34个城市	30	60

（四）签约对象与服务主体

1. 签约服务对象

《指导意见》提出，优先覆盖老年人、孕产妇、儿童、残疾人等人群，以及高血压、糖尿病、结核病等慢性疾病和严重精神障碍患者等。45个市的家庭医生签约服务对象覆盖了一般人群及65岁以上老年人、糖尿病、高血压患者。38个市的家庭医生签约服务对象覆盖了孕产妇、0~6岁儿童、残疾人、结核病及其他慢性病人群、严重精神疾病患者。此外，纳入建档立卡低收入人群、计划生育特殊家庭、最低生活保障对象、因病致贫者、优抚对象、晚期肿瘤维持治疗患者的市分别为 20、20、8、2、2、1 个。

2. 服务主体

《指导意见》指出，明确签约服务中的第一责任人就是家庭医生。目前的家庭医生主要是在基层医疗卫生机构注册的全科医生（含助理全科医生和中医类别全科医生）和能力达标的乡镇卫生院的医生和乡村医生。倡导符合要求的公立医院在职医生以及职称在中级以上的退休医生，尤其是妇科、儿科、内科、中医医师等，基层医疗卫生机构通过签订合同为签约者提供治疗场所以及辅助性服务。提倡非政府包括个体诊所在内的医疗卫生机构进行签约服务，且享受平等的收付费政策，形成以全科医生为主体的签约服务队伍。

45 个市的家庭医生由基层医疗卫生机构全科医生担任，其中 4 个市（武汉市、黔南州、乌鲁木齐市、雅安市）明确规定可由公立医院医师担任家庭医生，4 个市（武汉市、黔南州、乌鲁木齐市、珠海市）明确规定可由中级以上职称的临床退休医师担任家庭医生，没有 1 个市明确规定可由非政府办医疗卫生机构医师担任家庭医生。

3. 签约形式

《指导意见》提出，签约服务原则上应当采取团队服务形式。家庭医生团队主要由家庭医生、社区护士、公共卫生医师（含助理公共卫生医师）等组成，二级以上医院应选派医师（含中医类别医师）提供技术支持和业务指导。

43 个市实施团队签约形式，2 个市（杭州市和哈尔滨市）实施个人签约形式。上海市建立"1+1+1"组合签约模式，即居民自愿选择一所二级医院和一所三级医院，与基层医疗卫生机构对接。16 个市借鉴了上海经验，也实施了"1+1+1"组合签约模式。"三师共管"是厦门目前采用的模式，由家庭医生和健康管理师共同组成家庭医生团队，家庭医生是团队的核心，家庭医生的主要义务是基于签约对象的病情进行判断，帮助其联系或预约对应的二、三级医院专科医师。医疗联合体（医联体）模式则是北京目前所选取的家庭医生签约探索模式，也就是一个三级医院联合区域内多家二级医院和社区卫生服务中心组成医联体，病患在基层医疗服务中心就医后，在需要转诊时会开通"绿色通道"，且医联体统一调配床位、共享医疗设备、检查结果互认。

（五）签约服务内涵及收费机制

1. 签约服务内容

家庭医生需要为签约对象提供包括常见病和多发病的中西医诊治、合理用药、就医路径指导和转诊预约等在内的基本医疗，包括国家基本公共卫生服务项目和规定的其他公共卫生服务在内的公共卫生服务，以及约定的健康管理服务，这是《指导意见》中明确规定的。各个区域可以根据自身的需求及提供服务的能力，向签约对象提供基本医疗和公共卫生服务在内的基础性签约服务内容。健康管理服务则更有针对性，根据不同签约对象的健康现状的需求提供定制化服务，涵盖健康评估、康复指导、家庭病床服务、家庭护理、中医药"治未病"服务、远程健康监测等。

45个市在签约服务内容上存在一定差异，本节按照服务内容将45个市提供的服务划分为5大类，分别为一级服务包、二级服务包、三级服务包、分人群服务包、无具体分类服务，具体如下：

（1）一级服务包，是指将服务内容罗列为若干条项目（主要为基本医疗和基本公卫服务），统一为签约对象提供服务。实施一级服务包的市包括包头市（8条服务项目）、乌兰察布市（12条服务项目）、武汉市（8个免费项目和24个优惠项目）、乌鲁木齐市（13类医疗服务）4个市。

（2）二级服务包，是指居民签约时均享受基础服务包（主要为基本医疗和基本公卫服务），在此基础上可选择其他有偿服务项目组合打包为个性化服务包（主要为健康管理服务）。实施二级服务包的市包括北京市、宝鸡市、厦门市、天津市等15个市。

（3）三级服务包，是指把签约服务内容分为三个等级，逐级增加适量的服务项目和优惠措施。实施三级服务包的市包括盐城市、滁州市、三明市3个市。

（4）分人群服务包，是指按一般人群和各种重点人群设置不同的签约服务包，服务包的区别主要在于针对于不同疾病提供不同的检查项目、药品及上门服务项目。实施分人群服务包的市包括安庆市、镇江市、普洱市、银川市、石嘴山市、太原市6个市。

（5）无具体分类服务，是指未做出详细规定与分类的服务内容，即基本医疗、基本公共卫生服务及健康管理服务。实施无具体分类服务的市包括洛阳市、锦州市、上饶市等 17 个市。

2. 签约服务方式

《指导意见》规定，在就医、转诊、用药、医保等采取多措施的差异化政策，引导居民有针对性地运用好签约服务。服务模式的完善应由家庭医生团队来主动推进，应当按照合同约定提供全程服务、上门服务、错时服务、预约服务等多种形式的服务。

45 个市的家庭医生提供门诊和上门服务，44 个市提供预约服务，31 个市提供全程服务，5 个市提供其他服务方式（如错时服务、巡诊服务）。43 个市的家庭医生工作时间为正常工作时间，仅有 2 个市（三明市、长春市）明确实施错时、延时弹性工作制度。有 5 个市（盐城市、杭州市、长沙市、锦州市、银川市）明确提出实施基层首诊制。

3. 签约服务费用

《指导意见》规定，合理确定签约服务费，规范其他诊疗服务收费。28 个市明确规定了签约服务收费标准，17 个市未明确收费标准。三明市、重庆市、宝鸡市等 20 个市的基础服务包免费，厦门市、天津市、宁波市、杭州市、长沙市、秦皇岛市、宜昌市基础服务包每人每年的自付费用分别为 20 元、12 元、50 元、12 元、50 元、10 元、15 元，珠海市的自付费用为 120 元（未扣除医保和公卫补贴）。自选个性化服务项目打包费用依据各地具体情况而制定。盐城市初级包、中级包、尊享包的费用分别为 50 元、100 元、200 元。滁州市基础包、初级包、中级包的费用分别为 0 元、20 元、100 元。安庆市的基础包、慢阻肺型、高血压型、糖尿病型、心脏疾病型、结缔组织疾病型的费用分别为 0 元、40 元、40 元、40 元、40 元、40 元。普洱市的基础包、居家养老型、康复需求型、慢性病管理型、临终关怀型、健康服务型的费用分别为 0 元、140 元、180 元、180 元、250 元、220 元。镇江市初级一、二、三、四类服务包和特需一、二类服务包的费用分别为 300 元、100 元、100 元、100 元、300 元、500 元。银川市基础包、初级包、中级包、高级包的费用分别为 0 元、20 元、100 元、200 元。石嘴山市基本公共卫生服务包、健康管理 I、II、III 级综合服务包的费用分别为 0 元、10 元、

100 元、200 元。武汉市基础服务包免费，特色"家庭医生"套餐费用为 200～600 元。

4. 签约优惠措施

各市在就医、转诊、用药、医保方面提供了优惠措施来吸引居民签约。43 个市采取预约优先就诊与住院服务，43 个市采取绿色转诊服务，34 个市实施慢性病长处方与延处方服务。35 个市明确规定了医保方面的优惠措施，其中 15 个市降低基层卫生机构的起付标准，20 个市对符合条件的患者连续计算住院起付线，11 个市减免一般诊疗费。此外，还有一些市采取其他优惠措施，如深圳市的社区药物费用实施七折优惠，雅安市医联体内上级医疗机构处方药品可供使用并按规定报销，锦州市对 24 种重大疾病的新农合报销比例提高 10 个百分点等。

（六）家庭医生的激励机制

《指导意见》规定，完善家庭医生收入分配机制。通过对社会公益目标任务完成情况、包括签约服务在内的绩效考核情况、事业发展等综合考量，设置明确合理的基层医疗卫生机构绩效工资总量，使家庭医生的收入呈现合理的上涨幅度，提高投入家庭医生签约业务的积极性。在编制、人员聘用、职称晋升、在职培训、评奖推优等方面重点向全科医生倾斜，在人才引进方面也加大投入，加大全科医生的职业吸引力，加强全科医生的队伍建设，逐步提高签约水平，持续推进全科医生特岗计划。

1. 收入分配

36 个市针对家庭医生的收入分配做出了具体规定。其中 17 个市设立了全科医生津贴，18 个市允许在收支结余中提取奖励基金。将家庭医生服务数量与质量纳入考核指标、基本医疗和个性化服务项目扣除成本后的一定比例收入用于技术劳务性补偿、签约服务包资金补助等措施最常见。如安徽省定远县实行"补助+考核"，将基本公卫项目补助经费中新增资金根据签约数量、结构、类型进行资金分配。

2. 人员编制

18 个市针对人员编制做出了具体规定，主要包括扩大基层家庭医生编制数，设立全科医生专职岗位编制，继续开展全科医生特岗计划等。厦门市的基层卫生机构设置转岗、岗位序列单列。洛阳市实施人事代理制和岗位聘用制，由乡镇卫生院统一管理聘用乡村医生。秦皇岛市实施全科医生双注册制度。

3. 人员聘用

仅有 5 个市对人员聘用做出了明确规定。上海市基层医疗卫生机构人员招聘以全科医生优先。盐城市基层医疗卫生机构暂无空缺高级岗位时可先行超岗位聘用全科医生。天津市适度放宽基层医务人员招聘政策。洛阳市、濮阳市乡镇卫生院编制空缺时在同等条件下优先聘用具有大专以上学历和执业（助理）医师资格证书的乡村医生。

4. 职称晋升

21 个市针对职称晋升做出了明确规定，主要包括提高基层医疗卫生机构高、中级职称比例，把签约服务评价考核结果作为职称晋升的重要因素。上海市将全科医生职称单列，高级职称占比为 2% ~ 8%，中级职称占比为 20% ~ 40%，适当放宽学历、科研项目等评审条件。

5. 在职培训

30 个市针对在职培训做出了明确规定，主要是拓宽国内外培训渠道，建立二级以上医院医生与基层家庭医生之间的双向沟通机制，定期举办临床技能培训班等。上海市实行"5+3"全科医师培养模式。

6. 评奖推优

28 个市针对评奖推优做出了规定，但举措较为单一，主要为开展各种形式的优秀家庭医生评选活动与事迹宣传，对工作突出的家庭医生及团队，按国家和各省规定进行表彰表扬，提高居民对家庭医生的认可度。

三、讨论

（一）主要发现

1. 各市签约服务优先覆盖重点人群

相较于一般人群，老年人、慢性病患者等重点人群的健康风险较高，对家庭医生服务的需求与签约意愿更加强烈。为了提高签约服务的吸引力，各市的签约服务都优先覆盖老年人、慢性病患者等重点人群，然后再逐步覆盖全人群。

2. 各市积极创新签约服务包与服务模式

各地签约服务包丰富多样，针对不同健康状况人群的不同需求制定了多种服务包类型。同时积极探索家庭医生签约服务新模式，如北京市医联体模式、上海市"1+1+1"组合签约模式、厦门市"三师共管"签约模式等，有助于增强社区居民的签约意愿、提高家庭医生服务效率与质量。

3. 签约服务提供主体较为单一

新医改以来，我国基层医疗卫生机构的技术水平和服务能力有了较大提升，然而居民对基层医疗卫生机构的不信任仍然是提高家庭医生签约率和利用率的主要障碍之一❶。为了提高社区居民的签约意愿，《指导意见》提出，可由公立医院医师、中级以上职称退休医师和非政府办医疗卫生机构医师担任家庭医生。然而，41个市仅将基层医疗卫生机构医生作为家庭医生签约服务的提供主体，仅有5个市明确规定可由中级以上职称的临床退休医师和公立医院医师担任家庭医生，而且在政策落实上也可能存在较大困难。

4. 家庭医生的激励机制不完善

45个市都未设置专项补助，经费一般都在诊疗费、公共卫生服务经费和基本药物财政补贴等列支。与此同时，激励机制以及编制与招录、职称晋升、评奖推优及在职培训等方面的具体政策措施的缺失，会一直影响家庭医生的签约积极性。

（二）政策建议

1. 相对于签约率，更应重视签约服务质量

一方面，家庭医生签约对于大部分地区来说都是比较新鲜的事物；另一方面，基层医疗卫生机构医务人员缺少且缺乏相应的经验。所以各地区在推行家庭

---

❶ 颜星，肖双．苟正先．家庭健康契约式服务的开展现状研究［J］．中国全科医学，2016，19（10）：1133-1136.

医生签约服务前期，杜绝片面追求签约率的问题，特别是普通人群的签约率。各市应该将工作重点放在提高服务质量上，使签约居民的信任度不断提高，进而提升签约率，从根本上解决"签而不约"的问题。

2. 强化签约服务技术支撑，有效提升家庭医生团队的服务能力

在总结借鉴北京市、上海市、厦门市等地的推行经验，再结合各区域的实际情况因地制宜提高家庭医生团队的服务能力。条件允许的区域可以为家庭医生配备标准的出诊服装、装备、交通工具等，将二级以上的医院资源进行整合并向基层开放，实现资源共享。借助互联网技术实现线上加线下的多形式签约，提高诊疗服务效率。不断规范完善准入制度、提高家庭医生质量、建立团队定期沟通机制，不断提升患者签约的积极性。制定相关的配套政策，规范公立医院医师、中级以上退休医师和非政府办医疗卫生机构医师担任家庭医生的管理办法。

3. "1+1+1"组合签约模式不能流于形式

实施"1+1+1"组合签约模式的目的在于提高居民签约的积极性，但是由不同机构组成的家庭医生团队的团队配合决定着工作是否能够顺利开展。从理论上来说，风险共担和利益共享的实现是家庭医生是否团结的关键，假如风险分担和利益共享机制无法形成，则很难达成真正的团结，"1+1+1"组合签约也就失去了最初的意义，沦落为转诊通道而已。所以，各市可通过组建医联体或医共体形式，并配套实行按人头总额预付制等医保费用支付方式改革，推动家庭医生签约服务❶。

4. 完善家庭医生综合激励机制

设置家庭医生签约的专项补助是签约工作开展的经济基础，采用按人头总额预付和基层首诊制的服务模式，遵循"超支不补，结余归己"的结算原则，以及从绩效层面增强激励效果。与此同时，可以将介于经费作为家庭医生的奖励，人力资源和社会保障部门可制定相关优惠政策提高家庭医生收入以吸引医学毕业生从事基层工作，提高家庭医生数量与服务水平。

---

❶ 唐圆圆，魏晓瑶，高东平. 国外家庭医生服务模式 [J]. 中国初级卫生保健，2015. 29（2）：9-11.

（三）创新点和局限性

选择内容分析法了解我国各地家庭医生签约服务政策有非常重要的意义，但是与此相关的研究很少。本研究应用内容分析法从工作目标、签约对象与提供主体、服务内容与费用、激励机制等要素描述和分析各地家庭医生签约服务政策，概括各地政策的优势与缺点，并就此提出相应的建议，希望总结出一套可迁移性较高的方案。本研究存在一定的局限性，例如，因为各地家庭医生签约政策方面的信息获取能力较弱，抽样方法不够严格，样本难免存在差异；除此之外，本研究仅对各地家庭医生签约服务的相关政策内容进行描述和分析，未包括政策内容的实施情况和实施效果，可作为未来进一步研究的方向。

第三节　家庭医生签约服务政策执行的阻滞因素与优化路径

促进医药卫生体制改革的重要任务是家庭医生签约服务的推行及基层医疗卫生服务模式的转变，这些举措也是保障人民群众健康的重要方法。在现实生活中，家庭医生的角色是"健康守门人"，他们的作用是促进医疗卫生资源的有效下沉，但是，在具体实践过程中，"签而不约"的问题仍然很突出。因此，为了有效落实家庭医生的签约服务政策，应该充分分析阻碍家庭医生签约服务政策执行的因素，并提出科学、合理的政策和建议。

一、家庭医生政策执行的实际推进和理论研究

（一）实际推进

自从家庭医生签约服务实行以来，在中央政策的有力指导下，各地建立了各具中国特色的签约服务模式，例如，上海实行的"1+1+1"家庭医生签约服务模式，盐城大丰区实行的"基础包+个性包"家庭医生签约服务模式，厦门实行的

"三师共管"家庭医生签约服务模式，杭州实行的"医养护一体化"家庭医生签约服务模式等。从签约的服务主体来看，上海、厦门、杭州的签约医生以社区卫生服务中心的全科医生为主，盐城的签约医生则以村卫生院的医生为主。从服务形式来看，包括线下服务和线上服务，家庭医生通过门诊预约的方式与居民签约，也可以通过互联网、远程视频等形式与居民签约在线服务。相关数据显示，到 2020 年年底，上海的家庭签约医生超过 800 万人，常住居民的签约率高于 30%。

（二）理论研究

根据上述数据，不难看出，各地的家庭医生签约率呈现出积极发展的趋势，但是，也存在一些问题，例如，"签而不约"的问题及注重形式不注重效果的问题等。学界在研究这些问题时，大多从分析原因和优化路径两个方面研究阻碍家庭医生签约服务发展的原因。从分析原因的角度来看，主要原因是：全科医生的数量严重不够，工作的付出和收入不成正比，居民对家庭医生签约服务的认知不够，激励机制缺乏等。从优化路径的角度来看，相关机构和组织认为，相关单位和机构应该采用层级式、联动式的公共对接方式，并不断明确权限和职责、加强相关制度的保障，不断增强执行者的服务意识，健全服务体系和提升服务能力等。

家庭医生签约服务是一项"从上至下"实行的政策，实际执行过程中出现的"签而不约"是执行政策失真的现象，这种现象表现为政策的执行者不遵循政策制定者的意愿，在执行过程中缺乏对相关政策的有效实施，出现断层现象，导致家庭医生签约服务政策难以推行，因此，本章主要从政策执行角度探索"签而不约"的逻辑，由此提供一些思考优化家庭医生签约服务政策。

二、家庭医生签约服务政策执行过程模型与影响因素分析

（一）理论模型

政策执行的实际定义是：将政策理论知识转变为实践效果，通过有效的实践保持政策目标的动态过程，实现最终的政策目标，这个过程不仅需要调动各方资

源，还需要执行者的实践。1975 年，针对政策执行过程，美国提出了史密斯模型，该模型是由美国政策执行学者 T. B. 史密斯提出的，他将政策实行的影响因素分为四个：政策执行主体、理想化的政策、政策执行环境及政策执行的目标群体，他认为政策执行不仅需要注重政策文本本身的重要性，还需要注重以下四个影响因素。

（二）影响因素分析

1. 政策文本：逐级发包下的层层加码

家庭医生签约服务政策是由中央政府提出并主导推行，它的特点包含层层分解发包及自上而下。为了促进家庭医生签约服务的有效发展，中央政府出台了《指导意见》：家庭医生签约服务的覆盖率在 2017 年达到 30% 以上，并在此基础上制定了详细的实施准则。从各省级政策文本中可以看出，有些省份的签约率上调加码，例如，四川将签约率上调至 40%，山东将签约率定为 65% 以上。签约率普遍上调的原因有：家庭医生签约服务政策是由中央深化改革领导小组审议过后颁布并实行的，在一定程度上具有政治强制性，各地政府为了免受政治压力，都选择超额完成上级下达的任务。

2. 政策执行主体：压力型体制下的选择性执行

家庭医生签约服务政策的执行主体不但包含城镇全科医生、乡村医生，还包含相关的政府职能部门和工作人员等主体。从实质上来看，"签而不约"的问题就是政策执行主体面对具有压力性质的绩效考核制度做出的执行行为。

我国五级政府体系的显著特点是压力型体制和职责同构，两种特点在我国的政府事务发展中起着至关重要的作用。实际上，压力型体制是一种"达标政治"，它是将任务层层分解并对任务进行考核评价，这一特点在政策执行过程中得到了充分展现，并形成了追求签约率的习惯。《指导意见》指出，签约服务的第一责任人是家庭医生，卫生主管部门的主要职责是对家庭服务医生服务工作进行分配、监督及考核。家庭医生是最基层的政策执行者，他主要依附于上级主管部门，依附主要表现为个人依附和经济依附。从个人依附的角度来看，家庭医生依附上级主管部门的原因是：大部分家庭医生都面临着机会少、晋升难等问题，并且，有一部分偏远地区的基层医疗卫生机构编制有限，上级主管部门掌握家庭医生的晋升和编制，而上级主管部门认可家庭医生的重要依据是签约的数量。在这种情况下，签约人数成为衡量执行力度的重要指标，一旦无法达到目标，就会选择应付执行，缺乏真实性。从经济依附角度来看，家庭医生的绩效考核与上级财政主管部门的考核体系息息相关，在考核体系中，占比较重的是服务质量以及签约数量。并且，家庭医生签约的服务经费源于上级财政部门。

3. 目标群体：政策认知度低，导致政策效果偏离

家庭医生签约服务政策的主要目标群体是签约了家庭医生的城镇居民和乡村居民，另外，大部分签约人员是中老年人，对新事物的理解并不完整，他们将家庭医生当作私人医生。随着互联网的发展，现代人对信息的获取已经不止于传统的宣传方式，更多地依赖网络信息技术，但是，中老年人对信息数字化的理解并不充分，无法通过有效途径获取政策信息。数据表明，居民对家庭医生签约服务政策的了解并不全面，对家庭医生的信任度也不高，因此，大多数人的签约意愿并不高，更不用说主动签约。社区卫生服务中心在提供服务过程中还存在经济理性行为，为了完成上级下发的签约任务，工作人员会通过物质利益诱导居民签约服务，如填表就可以免费领取赠品等行为，其中不乏存在熟人心理，居民在不了解家庭医生签约服务政策的情况下签约服务，出现很多不确定性行为，最终导致签约服务的本质发生改变。除此之外，居民还受到传统就业观念的影响，认为服务内容是理所应当的，对服务内容的态度并不重视，由此助长了"签而不约"的现象，抑制了家庭医生签约服务政策的有效施行。

4. 执行环境：受正式环境和非正式环境双重影响

正式环境可以理解为推动政策实行需要的制度和措施，例如，长效的合作机制、通畅的信息交流渠道，以及合理的考核监督机制等。目前，这些制度和措施并不健全，在一定程度上制约了家庭医生签约服务政策的有效推行和发展。造成推行受限的原因主要有两点：第一，在实施政策过程中，只注重直观可见的指标，并没有及时有效地跟踪评价指标，只注重签约人数，不注重服务质量；第二，不同级别的医疗机构没有长期稳定合作的意愿，缺乏合作机制，政策执行受阻。就非正式的签约制度而言，家庭医生和受众之间的非正式关系有利于签约。

就辐射范围而言，社区卫生服务中心辐射范围小，家庭医生和受众之间的关系比较近，所以，大部分签约对象都源于熟人推荐、社区动员等形式，由此导致签约率高，但是履约率偏低，最终导致签约服务无法落到实处，不利于服务的推广和施行。

（三）家庭医生签约服务政策执行路径的优化

1. 明确政策目标，做到顶层设计与因地制宜相结合

通常，制定政策主要由中央政府全盘设定，对地方各级政府来说，最重要的是深刻理解中央政府给出的政策内容，彰显政策的可操作性。为了有效实施家庭医生签约服务政策，地方各级政府应该充分考虑地区的人口情况、医疗水平及经济状况等内容，根据政策制定合理的签约任务，明确政策目标，不能拍脑袋做决定，一味给目标任务加码，最终出现应付上级、政策实施困难的情况。

2. 加强制度建设，通过制度约束基层政策执行人员行为

我国实行五级政府体制，保障制度有效执行的基础是职责同构和压力型体制，这种制度的缺点是：忽视对政府职权的界定以及过度注重目标任务的层层分解发包，最终导致矛盾和问题不断集中在基层。所以，相关执行部门在执行政策过程中，必须明确工作环节，把工作内容付诸实践，同时，建立良好的问责追责制度，依法追究失职人员的法律责任。另外，不仅需要自身的检查和监督，还需要群众的监督和评价，建立群众监督和评价机制，让居民积极参与服务考评，并将考评的结果作为重要评价指标，从而提升执行人员的业务能力，并且，考评结果直接影响家庭医生的薪酬奖励。

3. 加强宣传，提高政策执行人员和目标群体的政策认同感

为了推动家庭医生签约服务政策的有效施行，居委会或村委会、街道办以及基层医疗卫生机构应该采取不同的渠道宣传政策，充分利用传统媒体和新媒体的宣传作用，将政策推行并落到实处，除此之外，还可以利用居委会或村委会的长效宣传作用，联动志愿者、新媒体、政府等组织积极开展宣传工作；建立长期有效的宣传机制，深入基层，扎根基层，为基层群众提供良好的服务政策，定期组织讲座、咨询服务等活动，加强与居民的联系，提升政策的知名度。针对家庭医

生工作不积极的情况，卫生主管部门应该建立相关的绩效考核机制和奖惩机制，将家庭医生的薪酬与政策的有效实施联系在一起，监督家庭医生有效推行政策，并为家庭医生的工作增添动力。另外，年度评优评奖、评职称都应该最先考虑积极工作、长期服务于基层的家庭医生，并结合新的宣传手段宣传基层家庭医生的服务事迹，进而提高居民对家庭医生的认同和信任。

4. 优化政策执行环境，从制度层面提高政策的执行效力

执行家庭医生签约服务政策涉及的主体比较多，因此，在具体执行过程中，一定要明确各自的职权，依据相关的制度保证服务政策的长效执行。财政部门最需要注意的是保障资金充足，不断激发和提升机构和家庭医生的服务意识和积极性；人社部门最需要注重的是保障专业人员的利益，减少人员流失，增加编制；医保部门最需要注重的是落实好规定的优惠政策，增加机构报销比例，引导社区居民选择就近就医。对签约居民而言，需要与时俱进，转变传统的观念，增强预防意识和保健意识，更多关注自身的保健和预防，往往最有效和最有价值的健康投入不是病后的药物和手术，而是及时筛查和预防。由此，家庭医生制度的好处才会得以凸显，才能有效地保障社区居民的健康，促进政策的有效执行。

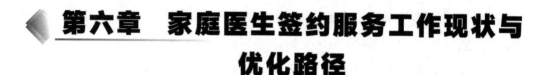

第六章　家庭医生签约服务工作现状与优化路径

社区居民与全科医生签约，形成稳定的服务关系，有利于全科医生以社区卫生服务中心为依托，为社区居民提供医疗诊治、健康管理、双向评估等服务。为社区居民提供服务的家庭医生，是推动签约工作顺利进行的关键环节。本章主要描述家庭医生签约服务工作现状与优化路径。

第一节　家庭医生签约服务工作现状与满意度分析

一、家庭医生签约服务工作现状调查

（一）资料来源

家庭医生签约服务工作是为民办实事的重要体现之一，本次调查将我国东部地区某市选定为样本城市，该市共有近5000名家庭医生，由这些家庭医生组建的团队，已经与300多万名社区居民签订了服务关系契约，家庭医生签约覆盖率高达80%，大部分居民都已知晓家庭医生签约服务，为调查国内家庭医生签约服务工作现状创造了有利的条件。本次调查主要采用多阶段整群抽样方法，从该市经济水平较高、经济水平中等、经济水平较低这三种情况的行政区中，分别抽选出1个行政区，然后以抽选出的这3个行政区为基础，再从每个行政区随机选取6个社区卫生服务中心。通过这种方式确定的18个社区卫生服务中心，为本次调查提供了可靠的数据支撑。

通过查阅国内外相关文献，结合定量研究与定性研究，在专家意见的基础

上，设计调查问卷，从而了解家庭医生个人的基本信息、家庭医生自主陈述的工作现状以及对工作的满意程度，是调查家庭医生签约服务工作现状的重要抓手。借助李克特量表（Likert Scale），将家庭医生对工作的满意程度分为五个级别，非常满意的情况记作 5 分，比较满意的情况记作 4 分，一般满意的情况记作 3 分，比较不满意的情况记作 2 分，非常不满意的情况记作 1 分，根据有效回收的调查问卷，可以计算满意度均值。除此之外，还可以对采用多阶段整群抽样法选定的社区卫生服务中心的管理高层和家庭医生进行半标准化访谈，以便了解并掌握影响家庭医生工作现状和满意度的深层因素。

（二）分析方法

采用免费的数据录入和数据管理软件 EpiData3.1 录入数据并建立数据库，使用专业的数据统计分析软件 SAS9.4 对数据进行统计分析，运用主题框架法分析访谈录音与访谈记录。

（三）调查结果

1. 调查对象基本情况

本研究共发放问卷 428 份，回收有效问卷 406 份，有效回收率 94.9%。被调查家庭医生平均年龄（39.6+7.5）岁，其中 30 岁以下的占 6.5%；大多数是女性，占 68.2%；学历中，大学本科占比最高，为 83.7%；职称中，中级占比最高，为 58.3%；74.8% 的家庭医生有 10 年以上临床诊疗经验，54.3% 的家庭医生有 10 年以上社区工作经历。

2. 家庭医生的工作现状

通过分析回收的有效调查问卷可以发现，半数以上的家庭医生每日平均工作时间为 8 小时，少数家庭医生每日的工作时间超出 8 小时。调查显示，由家庭医生、护理人员、助理人员、检验人员和专科医生组成的家庭医生团队，为社区居民提供签约服务的时间占总工作时间的 41.6%，每个团队需要服务的平均签约人数近 2000 名。即便如此，多数家庭医生还是比较认可签约服务的实施情况。与此同时，绝大多数家庭医生认为签约服务启动以后，工作量与工作压力明显大于以往。面对工作量与工作压力增加的现实，95.8%的家庭医生认为基本能够胜任工作，44.8%的家庭医生认为工作充满吸引力，能够积极投入工作，暂时不考虑更换工作❶。

二、家庭医生签约服务满意度分析

（一）家庭医生签约服务满意度及影响因素

调查显示，家庭医生工作满意度的平均得分为3.6±0.7分（满分5分），属于一般水平。其中，8.9%的家庭医生对工作非常满意，51.2%的家庭医生对工作比较满意，34.9%的家庭医生对工作一般满意，5.0%的家庭医生对工作不满意。248位家庭医生填写了不满意的原因，主要包括社会评价不高（62.5%）、工作强度大（58.5%）、收入水平低（51.6%）等，如表6-1所示。

表6-1　家庭医生对工作不满意的原因

原因	不满意人数/人	占比/%
社会评价	155	62.5
工作强度	145	58.5
收入水平	128	51.6
工作时间	104	41.9
职业风险	54	21.8
医患关系	48	19.4
职称晋升	41	16.5
职业发展前景	25	10.1
同事关系	13	5.2
其他	12	4.8

（二）家庭医生签约服务面临的挑战

通过对样本城市家庭医生的半结构化访谈可以发现，在推行家庭医生签约服

---

❶ 邓诗姣，刘心怡，陈文，等. 家庭医生签约服务工作现状与满意度分析［J］. 卫生经济研究，2022，39（2）：78-84.

务政策过程中，存在家庭医生工作压力大、家庭医生团队建设需要优化、家庭医生的社会认可度较低等问题，这些问题从侧面反映出家庭医生签约服务面临的挑战。

1. 家庭医生工作压力大

受访的家庭医生普遍表示，签约服务工作量的增加，是造成工作压力大的主要原因。自从社区推广签约服务以来，家庭医生需要回复更多的健康咨询，前来就诊的患者数量增加，而人手不足导致家庭医生根本没有充足的时间与精力满足患者的各种需求。除此之外，考核方式与考核指标设置的主观随意性与不合理程度，也是导致家庭医生工作压力大的重要原因。目前，家庭医生签约服务的考核指标主要包括居民患慢性疾病的建档率、签约率、满意度等，而电话回访作为主要的考核方式，如果使用频次过高，极易引起患者及其家属的不满甚至投诉，从而影响家庭医生考核结果的准确性与真实性。

2. 家庭医生团队建设有待优化

为了满足签约居民多样化的健康需求，社区卫生服务中心的高层管理者通过选配合适的成员，协助组建专业化的家庭医生团队，已经成为落实家庭医生签约服务政策的关键举措。然而，多数家庭医生明确表示，由于签约率不高，大部分团队通常只配备全科医生与护理人员，只有极个别签约人数较多的团队可以配备专科医师和助理人员。目前，家庭医生参与社区事务、处理门诊工作的时间占家庭医生总工作时间的一半以上。这意味着家庭医生既要为签约居民提供基本的健康管理和医疗、卫生服务，还要完成问诊工作、档案的整理与录入等复杂烦琐的常规性事务。随着签约居民数量越来越多，家庭医生的工作量也越来越大，在这种情况下，家庭医生迫切需要团队成员的协助与支持。但是，目前家庭医生团队招募的助理人员多为兼职护士，而护士本身又肩负着繁重的本职护理工作，只能将有限的精力投入签约服务的事务中，在协助家庭医生方面发挥的作用微乎其微。由此可见，根据实际情况优化家庭医生团队建设显得尤为必要。

3. 家庭医生的社会认可度较低

家庭医生签约服务面临的挑战，还有一部分来自家庭医生较低的社会认可度。家庭医生认为，由于政策宣传不到位、签约居民不配合、药品采购不满意，签约服务在社区居民中的认可度并不理想。首先，在政策宣传方面，社区居民对家庭医生签约服务缺乏了解，将家庭医生当成随叫随到的私人医生，随便占用家庭医生的休息时间。调查显示，部分患者完全忽视家庭医生的非工作时间，单纯从自身的需求出发，要求家庭医生及时回复健康咨询。其次，在服务手段方面，部分签约居民比较抵触家庭医生使用电话进行随访，不配合家庭医生的服务方式。签约居民表现出的不友好态度，极易打击家庭医生的工作积极性。最后，在药品采购方面，由于社区卫生服务中心并不具备采购签约居民所需处方药品的权限，进而造成患者的购药需求无法借助家庭医生提供的签约服务得到满足，这增加了社区推广家庭医生签约服务的难度。

第二节 基层家庭医生签约服务过程中的问题及对策

家庭医生签约服务赋予家庭医生管理社区居民健康档案的权利。为了深化医药卫生体制改革，落实分级诊疗制度，控制医疗费用的不合理上涨，在基层组织推广家庭医生签约服务，具有十分重要的现实意义。目前，有关家庭医生签约服务的研究主要围绕社区居民的签约意向、签约现状与签约需求[1]、家庭医生签约服务的质量评价、满意程度与付费机制[2]等关注点渐次展开。研究发现，现阶段家庭医生签约服务主要面临"政策宣传力度有待提升""家庭医生团队成员配置有待优化""付费机制的激励作用有待加强"等问题。

一、家庭医生签约服务现状及问题

从 2015 年年初到 2022 年年底，基层重点人群的家庭医生签约率提高47.13%，区县范围内的患者就诊率高达 94%。面对签约率迅速增长的现实，保障家庭医生签约服务质量，成为推进基层医药卫生体制改革的重要任务。

---

❶ 张倩倩，郑亚君，李红丽，等.兰州新区家庭医生签约居民续签意愿即影响因素研究[J].中国全科医学，2019，22（7）：789-793.

❷ 龚超，刘春雨，薄云鹊，等.基于 AHP 和灰色关联分析的家庭医生签约服务质量评价[J].中国初级卫生保健，2020，34（6）：7-11.

对基层家庭医生签约服务在推广过程中遇到的问题进行分类可以发现，"政策宣传力度不足"是主要问题，并表现为基层欠缺医疗卫生资源，基层家庭医生签约服务质量偏低，而服务管理机制又有待优化，居民整体的健康素养水平有待提升。对这些问题进行剖析并探索完善家庭医生签约服务的现实路径，是推广基层家庭医生签约服务的关键举措❶。

二、家庭医生签约服务问题剖析

（一）基层医疗卫生资源欠缺

研究显示，以安徽省为例，省内6个区县基层卫生机构每千位居民配备的家庭医生数量不超过3名，还有3个县区基层卫生机构的家庭医生与助理护士比例低于1∶1，家庭医生从业者严重不足❷。由于国内家庭医生签约服务工作起步较晚，而"家庭医生"的概念直到21世纪初才首次在北京被正式提出，家庭医生签约模式近些年得以在国内推广实施❸。

在推进家庭医生签约服务工作过程中，医疗设备陈旧、医护人员缺乏、医药品种简单等成为家庭医生签约服务不能满足社区居民诊疗需求的重要原因。通过对家庭医生进行的半结构化访谈了解到，基层医疗卫生机构缺少公共发展经费，诊疗所用设备无法更新，服务基层的医疗卫生专业人员培训渠道单一并且人才流失严重，这种种问题导致基层患者就诊数量少，医疗设备使用效率低。此外，基层药品采购能力有限，缺乏购买医疗保障药品的资金，社区居民只有前往市区三级医院，才能使用医疗保障金购买可以报销的大部分药品，这是造成基层家庭医生签约服务落实困难的重要原因。

❶ 窦雄，郑传芬，武书兴，等.我国家庭医生服务现状及对策研究进展［J］.现代医药卫生，2021，37（2）：229-232.

❷ 杨金侠，张并立，陈凯，等.乡村医生签约服务评价指标体系构建研究［J］.中国卫生事业管理，2016，33（4）：252-254，299.

❸ 杜学鹏，零春晴，吴爽，等.我国家庭医生激励机制研究——基于波特-劳勒综合型激励模型［J］.卫生经济研究，2019，36（3）：22-25.

（二）基层家庭医生签约服务质量偏低

从政策宣传、服务推进、患者满意的角度出发，通过分析基层家庭医生签约服务质量偏低的原因可以发现，家庭医生数量不足，而签约居民基数庞大，是导致家庭医生工作任务繁重的主要根源。在这种情况下，家庭医生很难投入时间与精力认真宣传并详细解读国家相关政策。此外，家庭医生的受教育程度与基层医疗卫生经费的分摊，也是影响家庭医生签约服务质量的潜在因素。为了完成既定的签约服务指标，家庭医生鼓励亲戚、朋友成为签约对象的行为，致使基层社区居民无法从家庭医生签约服务制度中获益，从而降低了基层社区居民的整体参与度。在专业水平方面，基层社区居民普遍认为家庭医生的医务水平和诊疗技能与医院专科医生存在显著差距。无论是政策解读，还是疾病治疗，家庭医生都不能获得基层社区居民的信任。对于农村偏远地区的空巢老人和留守儿童，家庭医生宣传签约服务的效果也不理想。在转诊流程和转诊标准尚不明确的情况下，家庭医生提供的基层转诊服务容易受到各种因素的限制与约束，这在某种程度上削弱了基层社区居民对家庭医生签约服务的认可度。

（三）基层家庭医生签约服务管理机制缺位

由运行机制、监督与评价机制、激励机制、保障机制构成的基层家庭医生签约服务管理机制，是影响基层家庭医生签约服务政策落实的关键因素。首先，在运行机制方面，家庭医生是落实契约关系的关键责任人，主要为签约居民提供预约诊疗服务、公共卫生服务、预防保健服务、健康管理服务、体检评估服务、咨询服务、转诊服务和建档服务等。然而，由于家庭医生肩负的工作任务与经济回报难成正比，导致家庭医生提供的签约服务缩水严重，对基层签约居民造成的伤害难以平复。其次，在监督与评价机制方面，服务次数取代服务质量与签约居民的满意度，成为考评过程关注的重点，在无形中增加了家庭医生的工作惰性❶。再次，在激励机制方面，家庭医生多任务与低酬劳之间的矛盾，严重影响了家庭

---

❶ 杨金侠，张并立，陈凯，等. 乡村医生签约服务评价指标体系构建研究 [J]. 中国卫生事业管理，2016，33（4）：252-254，299.

医生的工作积极性。虽然部分地区已经将基层家庭医生的养老保险关系与薪资待遇纳入乡镇人事制度的管理系统中，但是，与医院专科医生相比，工作量与收入严重不匹配，引起基层家庭医生的强烈不满。最后，在保障机制方面，基层家庭医生使用的诊疗设备普遍比较陈旧，增加了疾病诊断的难度，降低了基层家庭医生提供的签约服务的质量。

（四）社会居民健康素养水平整体不高

个体基于获取的诊疗信息做出正确决策，从而维护自身健康状态的能力，被称为健康素养。研究显示，患者的健康素养水平不同，选择的诊疗医院与就诊方式也存在差异。健康素养水平高的患者，普遍拥有较强的健康管理意识，积极主动了解家庭医生签约服务，并倾向于前往医院就诊，而健康素养水平低的患者，了解并利用家庭医生签约服务的程度明显偏低。然而，由于目前签约家庭医生服务的居民，健康素养水平整体不高，这在某种程度上阻碍了家庭医生签约服务政策的落实。

三、完善家庭医生签约服务路径分析

（一）促进医疗资源合理布局，完善分级诊疗体系

针对我国基层卫生资源极度缺乏的现实情况，与市区医院共用医疗设备、共享医护资源、共建服务体系，增强家庭医生的工作技能，规范医护人员的服务方式，完善分级诊疗体系，拓宽人才引进渠道，帮助基层医疗机构留住患者，是优化家庭医生签约服务的重要路径。在深化医疗卫生人事制度改革过程中，采用以下4种方案有利于解决基层医护人才缺乏的问题。一是将基层家庭医生纳入公务系统，利用社会保障机制提高基层家庭医生的经济待遇；二是选派优秀的医学毕业生前往社区卫生服务中心工作，保证家庭医生专业实力过硬；三是完善基层家庭医生的岗位福利，争取做到与医院的专业医生同工同酬；四是联手医院共同引进医学人才，并设置限制性条件，规定引进的医护人员必须在基层服务满3年才能参与职称晋升。

（二）加强服务全过程管理，提高医生签约服务质量

为了提高家庭医生签约服务的管理水平，基层医疗机构可以从政策宣传、服务内容、实践操作三个方面出发，重点提高家庭医生签约服务质量。首先，在政策宣传方面，依托基层的卫生机构，加强家庭医生、社区干部和居民代表的协同作用，采用入户宣传、借助媒体宣传、举办健康讲座活动配合宣传等多种形式，普及家庭医生签约服务的政策细则，提高基层居民的签约率。其次，在服务内容方面，多元化设计服务类型，个性化推送服务信息，整体化兼顾社区居民的健康状况和经济承受能力，提高签约服务的普及率。最后，在操作实践方面，基层卫生机构的医护人员应该互相学习，结合自身实际情况，落实精细化管理政策，制定科学、合理的家庭医生签约服务协议，印发家庭医生签约服务项目手册，将提供服务的整个过程记录下来，为签约居民建立标准化健康档案，增强家庭医生签约服务质量，提高社区居民对家庭医生签约服务的认可度。

（三）构建长效管理机制，提升家庭医生签约服务效率

构建长效管理机制，完善分级诊疗体系，落实社区家庭医生签约服务制度规范，明确保障措施与评估指标，对于提高基层家庭医生签约服务效率，具有重要的现实意义。具体来说，构建家庭医生签约服务的长效管理机制，需要注意四方面内容：第一，严格根据家庭医生签约制度的现实需要组建专业团队，明确团队成员的工作内容与专业职责；第二，确定家庭医生签约服务内容，制定评估指标，借助督导这种形式掌握家庭医生的具体工作量❶；第三，完善奖惩激励制度，将家庭医生的经济收入、职称晋升、进修培训与服务的数量、质量及患者满意度挂钩，激发家庭医生的工作积极性，助力政策落地，提高居民参与热情；第四，增加财政投入，加强经费保障，完善政策体系，强化服务效能。

（四）增加信息互通渠道，提高居民健康素养

居民健康素养水平的提高，与宣传信息的全覆盖密不可分。基层医疗卫生机

---

❶ 木洁. 以个案为例探讨云南省基层医疗机构家庭医生签约服务中的问题与对策 [J]. 中国医疗管理科学，2020，10 (4)：40-44.

构可以加大家庭医生签约服务的宣传力度，组织各种精彩纷呈的活动，多渠道、全方面、深层次地传播疾病预防与健康管理知识，提高社区居民的整体健康素养水平，增强社区居民签约家庭医生服务的意愿，从而高效完成家庭医生签约服务任务。

第三节　家庭医生团队的优化

我国人口老龄化在社会经济快速发展的影响下日益严重，而慢性病患者的数量也在不断增加，"看病难、看病贵"的问题普遍存在。因此，政府出台了相应的政策，提出了分级诊疗的方法，提倡实施转诊治疗，建立家庭医生签约服务制度，为此提出了各种指导性意见，多项政策的出台有效地形成了签约服务体系，推动了家庭医生服务制度的实施。但家庭医生签约服务制度在全国建立的同时，也暴露出一些问题。

下文是以家庭医生团队为研究重点，目的是构建团队效能模型，并对其中的影响因素做具体的解释和说明，从而有效地分析家庭医生团队的优化方法，在解决这些问题的基础上有效地提高家庭医生团队建设的服务能力、诊疗水平和签约效率，使家庭医生签约服务朝着健康长久的方向发展。

一、家庭医生团队建设的现状

纵观家庭医生签约服务现状，可以发现此项制度已经从个体医疗服务向家庭医疗服务转变，医疗内容渗透到了居民生活的方方面面。这一转变使家庭医生签约服务的影响范围不断扩大，签约效率不断提高，居民的认可度和满意度不断增强，居民的健康状况日益改善，慢性疾病患者的患病率不断降低，医院对这些疾病的治疗也在可控范围内，慢慢地分级诊疗开始形成。虽然目前的状况是良性发展，但也存在一些问题：第一，家庭医生的专业水平较低，尤其不能完全掌握全科性医学基本知识，自然不能灵活地将理论运用于实践当中；第二，家庭医生的数量极为缺乏，据有关数据显示，我国和国外的家庭医生数量相比有很大差距，我国为每万人口 2.61 名，国外为每万人口 6 名，其原因是国内的薪资待遇和职称晋升方面差距逐渐拉大，削弱了医护人员参与家庭医生团队的积极性❶，这在一定程度上导致家庭医生团队出现职业倦怠期，影响了签约服务效率。第三，家庭医生团队内部缺乏总体目标，队员之间合作能力较差，信息沟通不顺畅，对家庭医生团队的可持续发展产生了影响❷。

二、家庭医生团队效能的含义与指标

家庭医生服务团队的本质是公益性的医疗团队，在政府的主导下致力于为人民群众提供更多的医疗便利，以保证群众有稳定、可靠的医疗服务。综上所述，家庭医生的团队效能可以理解为完成预期目标，提高群众对医疗服务的认可度和满意度，为营造和谐、美好、健康、有序的家庭医生团队奠定基础，有效地促进团队的进一步发展。家庭医生团队效能的评价指标是多样的，首先是互动指标。该指标主要是医生与患者之间的互动，在互动过程中会对双方的心理状态、态度观点产生影响。其次是绩效指标。此项指标主要针对签约服务的数量、质量、服务状况、居民的健康情况、居民对签约服务的认可度和满意度进行考核和评价。最后是行为指标。此项指标主要针对家庭医生团队成员参与性、积极性、出勤率等进行考核❸。

三、家庭医生团队效能的影响因素

影响家庭医生签约服务的因素包括个人因素、团队因素、外部环境因素，这三种因素也会影响家庭医生团队建设的效能。

（一）个人因素

1. 态度

家庭医生团队在进行日常的就医诊疗时，常常对组织内外部的工作人员和工

---

❶ 常园园，徐鸿彬，乔岩，等. 国外家庭医生签约服务及其对我国的启示 [J]. 中国卫生政策研究，2020，13（5）：50-53.

❷ 史大桢，马文翰，赵亚利. 北京城5区家庭医生签约服务团队构建及合作现状的定性研究 [J]. 中国医药导报，2020，17（24）：59-62.

❸ 陈皓阳，付硕雄，莫雯茜，等. 家庭医生团队的优化研究——基于团队效能模型 [J]. 卫生经济研究，2022，39（2）：54-57.

作内容进行相关的考核和评价，其评价内容主要包括知觉、情感喜好和行为方式。

2. 技能

家庭医生保持平和的心态顺利完成日常的工作和任务，是进行诊疗必须具备的技能之一。技能既是家庭医生进行诊疗的有效手段，也对团队效能产生巨大影响。但是这里的技能除了在治疗时需要保持平静和理智外，还包括高超的医疗服务水平、较强的社交能力、良好的学习技能、对工作的快速适应等，这些都会对提高团队效能、团结合作能力产生重要影响。

3. 动机

团队的发展，除了依靠外部的工作机制对人员进行鼓励之外，还需要工作人员自身的工作动机，当具有目标和动机时，自然而然地会为实现目标而不断努力。

（二）团队因素

1. 团队目标

在一个团队中，总体目标在团队发展过程中起着至关重要的作用。一个团队的明确目标可以引领和指导团队人员共同努力和奋进，队员在明确目标的基础上可以将个人目标与之相结合，更好地促进集体目标的实现。

2. 人员配置

虽然家庭医生的就医诊疗工作内容基本上是固定不变的，但是却可以根据具体情况对人员进行调整和分配，如需要考虑医护人员的数量、医疗服务水平、人际交往能力等，以此确保每个人都各司其职，充分发挥自己的优势。在加强全科医生教育培养与转岗培训的同时，将党团员、志愿者、社区健康促进员等社会各方人力资源纳入家庭医生团队，不仅有利于减轻团队负担，增强其与社区居民的联系，还能提高其服务质量和居民满意度。

3. 团队互动与氛围

人虽然是具有生命力的独立个体，但却不能完全脱离社会或他人而存在。同样地，独立的家庭医生不能更好地发挥自身的作用，需要与团队中的其他成员合作才能提高就医和诊疗效果，良好和谐的人际交往会促使家庭医生团队营造出美好、上进、积极的氛围❶。

4. 团队的领导行为

在一个团队中，除了要有团结协作的队员外，还需要有坚定的领导人员，家庭医生团队中的负责人除了要提出团队目标外，还需要对队员的任务进行分配，并且定期进行考核，这样才能更有效地促进团队的发展。

（三）外部环境因素

1. 薪资制度

家庭医生团队的工作和任务较为负责和烦琐，因此为了调动家庭医生工作的积极性，提高团队人员的工作效率，需要对他们的工资、津贴、奖金进行调整和重新分配。

2. 信息系统

提高家庭医生团队的医疗服务效率除了要有明确的目标外，还需要团队成员之间信息互通有无。随着电子信息的快速发展，信息传递更加便捷，从而有效地避免团队之间的信息重叠，减免资源重复和浪费，提高家庭医生的服务效率和水平。

3. 政策导向

家庭医生签约服务已成为当下我国政府力推的一项政策，政策中对家庭医生的服务内容、收费标准、薪资制度、人员选聘和分配、服务考核和评价都做出了明确的规定，这些政策性内容对家庭医生团队的未来发展有很强的指导和带领作用。

四、家庭医生团队效能模型的构建

构建家庭医生团队，离不开内部因素和外部因素。内部因素是指个人因素和团队因素，其中个人因素是每个家庭医生在诊疗过程中的服务水平、做事态度、

---

❶ 陈皓阳，付硕雄，莫雯茜，等. 家庭医生团队的优化研究——基于团队效能模型[J]. 卫生经济研究，2022，39（2）：55-57.

学习能力等。团队因素是指团队中的信息传递和共享、医务人员的配置、团队的总体目标、领导人的决策能力等。外部因素则是由外部环境因素构成的。外部环境因素包括的内容极为丰富，除了需要根据实际情况进行重新调整和分配的薪资制度外，还包括团队成员的心理变化、团队的工作氛围、家庭医生签约服务的数量和质量、居民的健康情况、绩效考核等。只有把内部因素和外部因素结合起来，才能有效地提高家庭医生团队效能建设服务。

五、家庭医生团队的优化建议

优化家庭医生团队主要是以团队效能的建设模型为基础，这一部分主要从个人因素、团队因素、外部环境因素三方面做出说明，并提出相关建议：

（一）个人因素

就个人因素而言，需要提高家庭医生的质量和数量，为国家和社会提供更多的医护人才。因此，需要对家庭医生团队进行合理的更新和优化。首先，在高校内部可以结合学校的实际资源和国家对家庭医生的需求制定具体的教学目标、教学内容和教学方法，在提高教学质量的基础上逐步提高医学专业学生的专业化能力和专业水平。其次，在实际教学课程内容中加入一些政治学、管理学等人文学科内容，这样可以通过课堂教学提高学生的人际交往能力和管理水平。再次，实现学校和医院合作，为学生提供更多的校外实践活动，这样可以让学生提前了解工作的内容，为迈入社会打下基础。最后，对高校毕业生进行岗前培训，让毕业生对薪资制度、工作内容、团队目标有明确的了解。此外，高校或医院还可以举办各种各样的学术讲座，从而有效地提高学生的理论知识能力❶。

（二）团队因素

就团队因素而言，可以在家庭团队中优化人员构成，包括 1 名上级医疗机构专科医生，1 名全科医生、1 名护士、1 名公共卫生人员、1 名助理员，以及若干

---

❶ 杜学鹏，零春晴，吴爽，等. 我国家庭医生激励机制研究——基于波特-劳勒综合型激励模型 [J]. 卫生经济研究，2019，36（3）：22-25.

其他选配人员，这就是我们常提到的"1+4+N"团队模式。其中，上级医疗机构专科医生是团队的主要负责人，他有权制定团队发展的总体目标、人员的分配、团队的运行模式以及对团队成员的定期考核和评价。主要负责人在团队发展中起着至关重要的作用，他能够营造和谐、美好的团队氛围，有效地调动团队的积极性，通过制定合理的目标增强成员之间团结合作的能力，因此主要负责人的作用极为重要。公共卫生人员主要对居民的生活环境和患者的患病原因进行分析，做好健康预防。助理员的主要任务是促进家庭医生的签约服务，鼓励居民积极参与。助理员的工作既可以由医护人员承担，也可以由社区中的志愿者或居民主动承担。

（三）外部环境因素

1. 提高家庭医生薪资待遇

家庭医生的薪资待遇可以参照相关政策来规定，如参照北京市《关于提升基层健康管理和卫生服务能力促进健康北京建设情况报告的审议意见》，其中规定团队成员的薪资可以从家庭医生的签约服务费中获取，一般是70%左右，这样在待遇方面对医护人员产生激励作用。此外，还可以尽力缩小上级专科医生与其他医护人员之间的薪资待遇，这样可以有效地避免人才流失。

2. 改善团队技术支撑体系

家庭医生签约服务除了可以用纸质的档案外，还可以充分利用电子信息化产品，如健康卡、微信小程序或其他App，这样可以提高签约效率，同时让医生及时关注居民的签约信息，并把后期的诊疗结果同步到签约程序中，有助于居民及时察看❶。

3. 国家政策推进

国家政策和政府也为家庭医生签约服务提供了大力支持，医护人员的津贴待遇、优惠政策等都有不同程度的提高，例如，可以缩短医生参加评职称的时间，

---

❶ 彭雅睿，施楠，陶帅，等. 分级诊疗实施中家庭医生团队建设现状及对策研究［J］. 中国全科医学，2020，23（1）：14-18.

为医护人员提供更多的专项资金，同时积极吸收社会人才和优秀的高校毕业生，扩大招生范围，为家庭医生提供更多优秀的人才。

第四节　"十四五"期间我国家庭医生发展与改革路径

"十四五"期间，我国确定了全面建设和建成社会主义现代化强国的伟大目标，并在《中共中央关于制定国民经济和社会发展第十四个五年规划和二〇三五年远景目标的建议》明确提出加快健康中国建设，构建一个全方位、多元化、系统化、人性化的公共健康医疗保健系统，引进先进的医疗技术和管理模式，促成"互联网+医疗保健"模式的广泛普及与应用，集合社会多方力量培养更多的专业医生。

一、"十三五"期间我国家庭医生人力资源发展现状分析

在"十三五"期间，我国就发展医生人力资源方面，尤其是改善家庭医生的从业形势方面，出台了一系列积极的相关政策和法律规定，如《关于规范家庭医生签约服务管理的指导意见》《国务院关于建立全科医生制度的指导意见》等。虽然这些政策层面的措施，有力地推动了更多人才加入家庭医生的队伍，相关组织机构也在国家的号召下提高经费的投入占比，为家庭医生受到社会及群众的认可扫除了一定的障碍，但是就目前的数据显示，我国家庭医生的社会地位和社会认同感依然较低，具体表现在薪酬待遇差、工作环境相对落后、管理上较为混乱等方面。

专业的医务人员才是我国发展家庭医生服务体系的重要基础，因此国家对于培养一大批专门性的家庭医生有一定的政策支持。如《国务院关于建立全科医生制度的指导意见》的制定与推出，就为家庭医生的培养提供了政策保障，还进一步为形成完善的家庭医生保障体系提供了具有建设性的指导意见。这些政策上的改革措施，为家庭医生这一新兴职业创造了良好的就业环境，规范了该行业的发展秩序，使家庭医生团队的签约服务合法、合规，真正让人民群众享受到了家庭医生所带来的医疗服务。

"十三五"期间推出的一系列家庭医生改革措施为家庭医生制度和服务保障体系奠定了基础，但是若想让家庭医生真正为我国医疗卫生事业发挥出其独有的优势作用，还必须依靠市场、企业、群众等多方力量的共同促进。在家庭医生人才队伍建设方面，积极的政策能够为专业性人才的培养提供宏观层面的正确指引，但高校才是培养高质量人才的主要部门，需要高校利用自身的教育优势，集合学校、政府、社会中的多种资源为医学生制订最佳的家庭医生培养方案及创造学习环境❶。在家庭医生的社会身份认同和薪酬待遇方面，只依靠政府的政策性宣传和倡议是不够的，还需要相关社会组织、新闻媒体、医疗机构等共同推动家庭医生在广大人民群众中的影响力和信任度❷。

二、"十四五"期间家庭医生制度及其服务体系发展战略

（一）家庭医生的职责和定位

虽然我国家庭医生应用模式才刚刚起步，但美国、法国、加拿大等西方发达国家，在实行家庭医生制度方面已经相对成熟，在分级诊疗、医生权益保障、薪酬制度等方面都比较完善，而且家庭医生具有很高的社会认可度❸。

在我国，虽然没有明确推行家庭医生医疗制度，群众对于这一概念也十分陌生，但其实类似的社会角色早已存在，如全科医生、乡村医生等。随着我国逐渐步入老龄化社会，仅仅依靠全科医生和乡村医生无法满足人们对基本医疗迅速扩大的需求。另外，由于我国医疗资源相对紧张，医生队伍规模与我国人口规模相比较小，近年来，看病难、医患关系紧张的现象屡见不鲜，急需家庭医生担负起基层医疗"守门人"这一重任。

---

❶ 贾利利，薛秦香，李琴琴. 国内外家庭医生制度基本情况比较分析［J］. 价值工程，2018，37（22）：28-29.

❷ 赵春文，李子鑫，柳松艺，等. 基于霍恩-米特模型的家庭医生签约服务政策执行障碍因素分析［J］. 中国卫生事业管理，2020，37（12）：884-887.

❸ 贾利利，薛秦香，李琴琴. 国内外家庭医生签约服务绩效评价研究［J］. 价值工程，2018，37（22）：252-255.

（二）以提升签约服务质量为导向的家庭医生培养体系建设

人才是社会各行各业实现长远发展的核心推动力，尤其对于基层工作来说，优秀的人才队伍是各项基层工作得以顺利开展的主要支撑。我国最新提出的"十四五"规划要求家庭医生的人才培养工作与家庭医生医疗服务制度建设摆在同一高度，不仅要在人才规模上有所发展，还要重视人才的质量培养，从而为基层培养出一大批医学综合素养高、专业化程度高的家庭医生。

家庭医生制度相对完善的西方发达国家对于家庭医生的培养制度和职业准入门槛都设置了严格标准，例如，在学历结构上，美国实行"4+2+4+1"模式，4年本科学习，2年硕士研究生学习，4年博士学习，再加上1年医院实习经历。而我国目前家庭医生的人才培养依然遵循"5+3"模式，学生经过5年本科学习，加上3年硕士研究生学习，就能在毕业后直接上岗成为医生，这与西方国家的精英式教学还有很大差距。

（三）高效联动激励机制建设的必要性

设置完善的奖惩机制有利于激发人才的工作激情，以及提升个人价值。在"十四五"期间，我国将进一步根据具体国情，从岗位价值、工作绩效、服务质量，以及评价反馈等多个方面进行综合考核，再根据最终的考核结果设置对应的薪酬分配和奖惩机制。当然，除传统的奖惩机制外，各个社区医疗定点机构还可以根据自己社区的特点创新人才激励和奖惩机制，例如，新疆、西藏等偏远地区的家庭医生，由于工作环境相对恶劣，而且医疗资源匮乏，因此可推行基于胜任力的目标激励机制，并实施对应的薪酬奖励等策略以充分激发医生的工作效能❶。

此外，我国家庭医生制度被纳入医保范围，所以也可以结合医保对于家庭医生实施医保结余留用、按疾病类型付费，以及按人数付费等政策，合理约束家庭医生的服务行为，同时实现约束和激励的双重作用。

---

❶ 李皓，李金林，朱镜蓉. 基于胜任力的家庭医生团队中全科医生薪酬激励机制研究 [J]. 中国全科医学，2020，23（1）：19-24.

三、"十四五"期间家庭医生制度改革路径探析

（一）加强家庭医生首诊转诊服务功能

当前，我国分诊制度严重滞后，导致很多医疗机构无法顺利开展"基层首诊、双向转诊"的相关工作，一方面，分级诊疗制度在我国尚未形成一定的群众基础；另一方面，我国的家庭医生服务系统还未根据我国的具体国情推出最适合的发展策略，尤其是在落实分级诊疗方面，还需要进一步推动家庭医生作为基层医疗对患者进行首诊的广泛应用，以及将分级诊疗纳入当前的医疗系统中。由于我国在家庭医生首诊转诊方面建设经验不足，可以在借鉴美国、英国、意大利等国家丰富经验的基础上，进一步明确家庭医生的社会角色和权责，以及其在我国医疗事业中的重要作用。以意大利的基础医疗服务为例，首先，基础医疗诊所的医生均与政府有合作协议，患者可以免费看病；其次，意大利人在看病时会最先选择去与自己签约的家庭医生诊所看病，家庭医生会为患者进行及时的病情诊断和治疗服务，必要时会根据病情的严重程度将患者转诊给相关的专科医生进行更深入的治疗工作。这种首诊和转诊的医疗模式，不仅能够使患者及时获得专业且人性化的治疗，而且为整个医疗系统分散了压力，有益于治疗效率和服务质量的提升。

（二）完善家庭医生人力资源培养体系，制定人才评价标准

人才是一切发展的基础，所以，在家庭医生制度方面，人才的数量和质量是影响制度发展的核心因素，要想完善家庭医生的人力资源体系，最重要的就是重视人才的培养。在"十三五"期间，我国已经初步制定了家庭医生的签约制度和签约内容，以及相关的人才评价标准和培养计划。所以，在"十四五"期间，家庭医生人力资源培养体系的完善可以以"十三五"的相关内容为导向，根据当前的国情进行合理调整。

因此，在"十四五"期间，家庭医生人力资源培养结构的优化与完善可以从三方面着手：第一，在招生层面，高校开设专门性的培养家庭医生的专业，增设专业的教师队伍，扩大教学规模；第二，在教学层面，在延续原有的全科医生

"5+3"教学培养模式的基础上，相关医学高校需要增设博士学位名额，加深学生的研究深度，而且要将课堂教学与实习学习有机地结合起来，在提升学生专业知识储备的同时，积累更多的实操经验；第三，积极借鉴其他西方国家的家庭医生培养制度，从中汲取有价值的经验。

（三）优化薪酬待遇保障机制，提高家庭医生薪酬待遇水平

薪酬公平是吸引人才和激发人才工作效能的主要手段❶。当前，我国家庭医生的单次服务项目费用为50~150元，但美国、英国等西方发达国家家庭医生的薪酬是我国的3~5倍。因此，在"十四五"期间，我国需要进一步提升家庭医生的薪资待遇，优化奖惩机制，保障家庭医生的各项福利。

（四）家庭医生服务被纳入医保支付范围

根据"十四五"规划，为了进一步保证家庭医生服务能够真正在基层中发挥作用，继续发挥医保的资金统筹作用，通过把家庭医生纳入医保支付和报销的范围，促使更多群众与家庭医生签约。在具体实践层面需要做到：第一，合理设置居民医保补助标准和个人医保报销比例，保障家庭医生的各项服务都能让群众享受到政府的医疗惠民政策，进而提升群众选择家庭医生服务的主动性和信任度；第二，围绕家庭医生制定以医保为支撑的相关政策，规范家庭医生的签约流程、报销流程以及转诊制度等，综合保障和维护群众的合法权益不受侵害；第三，建立完善的社区医疗定点服务和家庭医生服务考核标准，并将考核结果与医保支付相挂钩，促使基础医疗真正为群众服务❷。

---

❶ 黄锦玲，王慧，曾志嵘. 我国家庭医生签约服务绩效评价研究［J］. 中国卫生事业管理，2020，37（4）：252-255.

❷ 张志霞，孙骏玉，方鹏骞. "十四五"期间我国家庭医生发展与改革路径探析［J］. 中国卫生事业管理，2021，38（8）：567-569.

第七章 家庭医生的配置优化与激励机制

家庭医生团队是家庭医生签约服务的提供主体，主要包括社区卫生服务中心（站）、乡镇卫生院的执业（助理）医师、注册护士和乡村医生等。为了便于表达，本章将家庭医生团队简化为"家庭医生"。家庭医生的人才培养、配置与激励机制直接影响家庭医生签约服务的效率和质量，进而影响我国分级诊疗目标的实现程度。

第一节 家庭医生的配置现状与优化

一、家庭医生配置存在的问题

（一）居民对家庭医生认知度不高

过去，居民签约家庭医生时不需要花任何费用。但是，现在居民需要花 30 元费用。虽然费用不高，但是居民在之前的家庭医生签约过程中没有享受到较为满意的服务，所以，对家庭医生服务缺乏信任，没有参与的积极性和主动性。在需要付费的情况下，居民的签约热情更低。

（二）家庭医生总体数量明显不足

我国基层参与卫生服务的人员数量明显不足，人员的不足导致卫生事业发展目标很难实现。医改之后，遵循基础建设、机制建设的基本原则，我国基层卫生人员数量有所增加。但是，即使在这样的情况下，全科医生每年也要负责超过

6000 人次的卫生服务，这一数量远远超过了医生的能力范围，也就是说，即使家庭医生成功签约，基层也不能保证后续的服务。

（三）家庭医生服务能力不足

新型家庭医生签约提供的服务内容可以满足社区居民目前对医疗健康服务提出的要求。但是，也需要注意到签约服务内容涉及的服务项目过多，而且不同的服务项目非常详细。然而，家庭医生团队成员是有限的，一个团队中只有三四个成员，这样的家庭医生团队无法为居民提供所有家庭医生签约服务协议中的内容。也就是说，家庭医生服务签约之后，协议中承诺的服务条款无法全部实现。除此之外，还需要注意到社区中的医疗卫生工作人员工作负荷量过大的问题。通常情况下，社区工作人员实行的是 8 小时工作制，但是，全科医生要在此基础上值夜班。这导致基层医疗工作人员长期处于满负荷状态，无法保证正常的休息，基层医疗工作人员只能利用业余时间走入社区开展家庭医生签约活动。政府并没有专门针对基层医疗工作人员的超负荷工作采取措施，也没有给予任何明确的激励。

二、家庭医生配置的优化

（一）强化政府在基层卫生人才培养中的责任

政府应该关注家庭医生人才队伍建设的重要性，从整体角度看待家庭医生人才队伍建设在整个医疗体系中的重要作用。政府应该在政策资金等方面加大对家庭医生人才队伍建设的帮扶力度，与此同时，也可以吸取借鉴发达国家在这方面的丰富经验。在构建家庭医生人才队伍过程中，政府应该从政策上引导医疗卫生类毕业生在毕业之后走入基层。例如，政府可以采取提高工资收入、减免学费、制定人才发展规划及提供事业发展机会等方式来吸引高校毕业生。

（二）多措并举培养全科医学人才

1. 继续开展全科医生转岗培训

全科医生转岗培训是医学卫生人才培训的一种过渡性培训措施，通过全科医生转岗培训，社区职业医师或乡镇卫生机构的医学从业人员可以快速地获取全科医生应该掌握的知识及医疗技能。可以说，借助培训，社区及乡镇居民提出的卫生服务需要得到了更快的满足，也在一定程度上缓解了乡村社区等地区对医疗卫生人才的迫切需要。所以，全科医生转岗培训应该持续开展。

2. 规范全科医生培养制度

我国中西部欠发达地区需要大量医学人才，这些地区的医学人才是处于短缺状态的。目前，对全科医生进行培训需要花费较长的周期。在这种情况下，国家鼓励采用"3+2"的方式对医生进行培养，将医生变成全科医生。"3+2"的方式是指用 3 年时间从医学专科学校毕业，然后用 2 年时间到专门的全科医生培养基地学习临床技能及其他公共卫生知识，培养医生形成全科诊疗的思维模式。借助"3+2"的方式可以培养出对农村居民进行疾病诊疗、疾病治理的实用型助理全科医生❶。

3. 依托高等医学院校培养全科医学人才

目前，高等医学院校在实施教育改革时着重培养学生成为高水平的全科医生。当下的医药卫生体制改革致力于培养出高水平的全科医生。也就是说，高水平全科医生的培养是当下医学发展要完成的一项重点任务，该任务的完成需要依托高等医学院校对学生的系统化培养。高等医学院校应该持续实施免费的定向全科医生培养项目，稳定地向基层输送优秀的高水平全科医学人才。高等院校应该针对农村全科医生定向培养项目采取相应的保障措施，保证可以定向向基层输送人才。

4. 完善在职全科医学教育

家庭医生人才培训需要依托职后教育。培养家庭医生人才时，应该采用脱产方式进行在职培训或半脱产方式展开继续教育。

第一，毕业后医学教育。例如，医学院校可以和医院合作，成立在职研究生班。班级为基层医务人员提供理论知识教育，帮助基层医务人员提升学历。如果

---

❶ 张奎力.〝家庭医生〞来了吗? 农村社区医生和居民契约服务关系研究 [M]. 北京：中国社会科学出版社，2020：85-86.

基层医务人员顺利完成学习任务，则给予基层医务人员培训合格证书。

第二，继续医学教育。继续医学教育可以专门针对家庭医生展开实用性较强的教育培训。例如，三甲医院可以设置技术培训班，邀请基层医学工作人员参与技术培训、业务培训。技术培训班的举办不仅满足了人们对医疗卫生提出的技术需求，政府也可以把技术培训班的举办作为三甲医院评级的指标。

（三）吸引和稳定社区卫生人才队伍

社区卫生人员岗位培训工作的开展有助于构建出水平高、行为规范的社区卫生人才队伍。在构建队伍过程中，政府应该积极鼓励大型医院保健机构中的高级技术人员定期到社区基层卫生服务机构开展技术指导，为基层人员提供技术培训。除此之外，还要定期组织社区卫生机构服务人员到大型医院或者保健机构参加培训参观学习。通过培训，社区卫生技术人员会提高医疗技术水平，锻炼从业素质。政府应该建立鼓励机制，鼓励水平较高的专业技术人员积极走进社区，走入基层开展医疗卫生服务。开展技术培训，尤其是可以鼓励退休高级技术人员走入基层提供医疗培训、技术培训。

（四）完善社区卫生服务机构人员聘用制度

社区卫生服务机构应该优化和完善人员聘用制度，制度涉及岗位管理制度、考核制度。考核制度的存在可以保障基层工作人员的服务水平，提高基层工作人员的工作效率。国务院规定中明确指出地方可以根据自身的医疗发展需求设置特殊岗位，专门为基层医疗卫生机构，招聘优秀的合适的医疗技术人才。除此之外，全科医生在接受规范培训之后，工作满 1 年可以提出晋升申请。与此同时，基层医疗卫生机构的全科医生可以享受优先聘用特权。基层医疗卫生机构需要将医生的职位晋升和医生的接诊数量、服务质量、服务人数、服务满意程度挂钩。基层单位在评定全科医生的职称时，可以在一定程度上对医生的论文数量、外语程度放宽要求。除此之外，地方政府也可以建立基层卫生人才流动机制，引导医生在县级医院和基层医疗机构之间进行双向流动。

第二节　基于波特－劳勒综合型激励模型的
家庭医生激励机制

2016 年，国务院及国家卫生计生委等相关部门专门针对家庭医生签约服务发布了《指导意见》。该通知中明确在全国范围内正式推行家庭医生签约制度。该制度推行的目的是让基层医疗机构以全新的模式提供卫生服务，让基层人民群众可以享受到持续稳定综合的医疗卫生服务，满足群众提出的医疗服务需求。

我国在推行家庭医生签约服务之后取得了一定成效，但是，从整体角度来看，该服务的推行速度相对缓慢，后续提供的服务质量水平较低，存在签约而不履约的情况。学者对这一现象进行分析，发现造成这一现象的原因主要有医患之间的不信任，家庭医生对签约不主动不积极，医疗资源不充足❶。基于这些原因，本章节将从提升家庭医生主动性入手积极建设家庭医生激励机制，通过激发家庭医生的主动性和积极性，从而保证家庭医生签约服务更好地实施。

一、家庭医生激励的困境

家庭医生最主要的职责是为一定范围内的居民提供他们需要的全方位健康医疗服务，家庭医生体系建设解决了我国发展过程中医疗事业面临的难题，推动了分级诊疗模式的应用。对当前的家庭医生服务工作进行分析，可以发现家庭医生没有形成较高的主动性。首先，作为家庭医生，需要面对多种多样的居民医疗需求，但是我国目前并不具备充足的医学人才，而且医疗机构可分配的编制名额有限。但是，需要服务的人口数量却是巨大的，在这种情况下，家庭医生从事基本的常规的公共卫生服务已经筋疲力尽，很难有多余精力从事家庭医生签约服务❷。其次，家庭医生的付出和家庭医生的收入之间是不匹配的，家庭医生并没

---

❶ 李星蓉，高镜雅，许航，等. 推进家庭医生签约服务过程中存在的困境及对策分析 [J]. 科技经济导刊，2018，26（14）：213-215.

❷ 钟佳. 家庭医生政策执行困境及其化解研究 [D]. 西安：电子科技大学，2018：25.

有获得与签约服务提供对等的收入，也没有在职位、晋升等方面获得优待，这使家庭医生主观上并不愿意参与服务的提供❶。最后，社会不认同家庭医生的地位，这种不认同体现在居民和家庭医生之间没有形成信任关系，居民更愿意去大医院看病就诊，这使家庭医生一直没有获得较高的社会地位、社会认同。受上述三个原因的影响，大部分医学从业者不愿意成为家庭医生。在这种情况下，就需要构建激励机制，通过各种激励措施激发家庭医生的主动性和积极性。

二、激励理论

从激励内容、过程及强化三个角度形成的理论只针对某一方面，也就是说，这些理论存在一定的不足之处。但是，综合激励理论不同，它更全面、更综合。尤其是波特-劳勒综合型激励模型，它分别从激励内容、过程及强化方式等角度入手，构建出了与激励有关的整体理论框架。因为波特-劳勒综合型激励模型得到广泛应用，所以，本文在讨论家庭医生激励机制建设时也从波特-劳勒综合型激励模型入手，从而构建出更具综合性、整体性的家庭医生激励机制。

（一） 波特-劳勒综合型激励模型核心内容

波特-劳勒综合型激励模型致力于构建出努力、绩效、奖惩和满意四个内容之间的良性循环关系。在良性循环关系中，不同的因素之间彼此影响，彼此帮助。个人的努力程度会直接影响个人的工作绩效，在个人工作绩效水平较高的情况下，个人也会获得更高水平的奖酬。与此同时，个人会获得较高的成就感、幸福感。个体在获得较高工作绩效的情况下，也会对未来产生较高的期望，会为自己的发展设置较高的目标。有了目标的指引，个体也将更加努力。当个体从工作中获得了较高水平的外在奖酬以及较大的成就感之后，对工作会更加满意，会更愿意投入工作，并且付出更多的精力。这时，个体付出的努力就会激发下一个良性循环。

---

❶ 张艳春，秦江梅，张丽芳，等. 英国质量产出框架对我国家庭医生签约服务激励机制启示 [J]. 中国卫生经济，2017，36（12）：116-119.

（二）波特-劳勒综合型激励模型影响因素

波特-劳勒综合型激励模型被广泛应用于研究，除了它自身的循环激励过程非常优秀之外，还有一个重要因素是它使用了心理学知识、行为学知识，它综合考虑了多种因素对良性循环的影响。

首先，努力程度和工作绩效之间存在直接冲突的关联，二者之间并不是完全的因果关系，二者之间的关系会受到个体本身能力、个体工作环境以及个体对未来发展规划三个方面的影响。其次，奖酬和满足二者之间的关系也会受到个体自身对奖酬公平性认知的影响。如果个体认为奖酬和自己的实际付出是相匹配的，那么个体就会认为自身得到了应获得的奖酬部分。除此之外，个体还会将自己获得的奖惩和他人获得的奖惩进行对比，以此来判断奖惩是否公平。如果个体认为公平，那么个体就会形成较大的满足感，从而实现良性循环。

三、基于模型的家庭医生激励构成因素

研究人员在分析我国家庭医生可以使用的激励措施时，应该依托波特-劳勒综合型激励模型作为基本框架，然后考虑具体的实际情况，分析哪些因素对家庭医生激励机制的构建会产生影响。

（一）努力程度的激励因素

激发家庭医生个人努力可以从以下两个角度入手：

1. 对获得奖酬的期望值

家庭医生获得的奖酬直接和自身的工作绩效紧密相关。工作绩效的评定是由工作目标确定的，在激发家庭医生工作主动性时，应该为其设置合理的目标。这样家庭医生才能在合理目标的指引下产生工作的积极性，最终完成目标获得奖酬。如果目标制定得不合理，家庭医生会对实现目标失去信心。这时奖酬就无法发挥引导作用，无法激发家庭医生努力的欲望。

2. 对上一轮激励的满意程度

家庭医生在完成工作目标获取相应的奖酬之后，会对自己的工作内容与工作

奖酬进行对比分析，以此来判断自己的工作经历和工作付出是否对等。与此同时，家庭医生还会和其他人的工作内容、工作奖酬进行横向对比，以此来判断自己获得的奖酬是否公平。如果是公平的，那么家庭医生将会对自己的工作有更高的满意度，这种满意度会激励家庭医生在开启下一轮工作时付出更大的努力。

（二）绩效激励因素

在激励循环关系中，工作绩效属于核心因素，工作绩效除了受到个体自身努力程度的影响之外，还会受到以下因素的影响：

1. 能力素质

家庭医生要为众多居民服务，也要和团队的其他医生默契配合，所以，家庭医生除了具备专业的知识外，还要具备基本的人际交往能力、资源协调能力、合作能力。

2. 工作环境

家庭医生签约服务工作的开展会受到自身工作环境的影响，居民对家庭医生是否信任、医疗机构能否提供足够的资源支持等都会影响具体工作的开展。除此之外，大的政策环境也会影响工作的开展。

3. 自身工作目标的感知程度

家庭医生对自身工作目标的感知程度会影响工作的最终效果，家庭医生需要负责很多方面的工作，所以，家庭医生只有对自身的工作内容有深刻的了解，形成更强的工作责任感，工作才能取得良好效果。

（三）满意激励因素

在激励循环关系中，满意因素属于末端因素，它会受本轮前三个变量的影响，与此同时，它还会对下一轮激励循环的开始产生影响。综合来看，满意因素主要受以下两个内容的影响：

1. 付出与奖酬的匹配度

医疗机构会定期对家庭医生已经结束的工作进行工作效果评价，工作评价会遵循评价标准，医疗机构最终会根据评定结果给予对应的奖酬。虽然评定结果是由医疗机构组织得出的，但是，家庭医生也会判断自己的工作效果。如果家庭医生主观认为奖酬和自身的付出是匹配的，那么他会获得较大的满足感。

2. 奖酬的公平性

奖酬的公平性是指奖酬和工作绩效之间相互对应。只有在二者相互对应的情况下，个体才能感知到奖酬是公平的。家庭医生会主观地通过和他人的对比来判断自己的奖酬是否公平。

四、构建家庭医生激励机制

对各方面进行总结归纳之后，研究人员已经实现了现实医疗卫生需求和家庭医生激励理论模型之间的有效衔接，接下来将着手建立家庭医生激励机制框架。

（一）目标机制

目标指明了未来的发展方向，组织为家庭医生设置的目标会对家庭医生的个人努力程度及工作绩效产生影响。如果目标制定得过高，家庭医生对薪酬的获取就不会产生太大的期望。反之，则无法满足组织机构提出的发展需要。所以，目标设置应该科学合理，笔者从以下几方面探索建立合理的目标机制。

1. 设定合理可变的目标

我国目前全科医生人才相对稀缺，医疗水平也有待提升，而且不同地区之间医疗水平存在较大差异。这种情况下，家庭医生服务应该循序渐进。不同地区要考虑到自身的实际情况，有针对性地开展签约服务，先关注重点人群，再逐渐扩大服务范围。发达地区可以在家庭医生服务中提供更高水平的健康管理服务，落后地区更应该关注基本医疗服务。

2. 政策目标与家庭医生个体目标相衔接，发挥政策目标的吸引力

激励机制是通过满足家庭医生个体欲望、个体需求的方式发挥作用。如果医疗机构为家庭医生提供了更接近的发展目标，那么，家庭医生的工作主动性、积极性会得到更好地激发。当下，家庭医生之所以很难被激励，缺乏较高的主动性，主要原因是家庭医生的个体目标和组织为其制定的目标不一致。组织对家庭医生的服务数量提出了更高的要求，但是组织却没有针对数量的提升提供对等的

奖酬，所以，当下应该寻找组织和家庭医生共同的利益契合点，并且从契合点出发设置功能吸引家庭医生的目标。

（二）奖酬激励机制

很多研究认为家庭医生之所以没有显现出较高的主动性，是因为奖酬没有达到他们期望的标准。所以，研究者指出应该提高家庭医生的奖酬水平。

1. 外部奖酬机制

外部奖酬是指薪酬工资、编制待遇、津贴待遇、奖金待遇、晋升机会、培训机会。当下，我国没有专门为家庭医生设置清晰的奖酬保障措施。因此，要想有效激发家庭医生的主动性，就要制定清晰的奖酬政策，将奖酬变成家庭医生可以看见的实实在在的东西。与此同时，各地区还应该结合本地区的经济发展状况，适当提升家庭医生的收入。在此基础上，各地区可以探索新的薪资机制，以此来保证家庭医生的付出和收入是对等的。除此之外，卫生健康部门也应该联合民政部门或者妇联部门积极参与社区健康管理，并提供相应的经费支持❶。

2. 内部奖酬机制

内部奖酬是指家庭医生在工作中获得的幸福感、成就感和荣誉感。家庭医生形成工作的内动力之后，可以借助自身的内动力开展工作，积极主动解决工作中的难题。内部奖酬需要国家从政策方面给予支持，提升家庭医生在社会中的地位，加大国民对家庭医生的认可，明确家庭医生对医疗事业发展的重要作用。

（三）家庭医生服务支持机制

1. 人才支持机制

人才支持机制主要涉及两方面内容：一方面，人才培养培训机制。该机制要求医疗机构定期组织技术性培训学习活动，家庭医生可以借助人才培训机制提升自身的服务能力。除此之外，医疗机构还要为家庭医生提供继续教育的机会，帮

---

❶　江萍. 家庭医生服务模式的制度特征及效率评估——基于上海长宁区的实践 ［J］. 中国医疗保险，2014（4）：31-33.

助家庭医生进修，帮助家庭医生掌握更多的专业技能。另一方面，人才供给机制。该机制是指医学院校应该加大人才培养力度，培养全科医生健康管理人才，以此来缓解当下家庭医生服务人才紧缺的发展状况。与此同时，社会应该鼓励医生在多个地点从业，鼓励更多的医生投入基层医疗工作、乡村医疗工作，让更多的医生参与到家庭签约服务中。

2. 信息技术、设备支持机制

首先，基层医疗机构应为医生顺利开展工作提供所需要的医疗设施，还应该准备丰富的药品，在药物目录中加入中医药。中医药的加入及其他药品种类的丰富可以更好地满足居民提出的医疗服务需求。其次，基层医疗机构应该使用信息化手段搭建本区域内的医疗卫生信息平台，借助医疗卫生信息平台，居民可以预约挂号、构建电子病历，家庭医生也可以借助信息平台为居民提供更便利的服务。除此之外，信息平台还可以聚集更多的优秀医生，实现远程治疗。

3. 政策环境支持

我国各地纷纷响应国家提出的家庭医生人才队伍建设政策的号召，为家庭医生人才提供了全方位的政策支持。有一些地方积极号召非政府办医疗机构为社区居民提供家庭医生签约服务，在多个主体参与家庭医生事业发展之后，家庭医生签约服务工作的开展有了更优质的环境。地方政府还应该在此基础上下放用人权力，让基层拥有用人自主权，与此同时，出台保护家庭医生基本权益的相关政策。政策的出台可以更好地保障家庭医生的基本权利，能够有效激发家庭医生的主动性。

（四）科学考评机制

1. 设定科学合理的考评标准

考评结果对家庭医生的个人绩效、个人奖酬产生直接影响，家庭医生的个人奖酬又会对家庭医生的工作满意度产生影响。所以，各地区在制定考评标准时，既要考虑个人绩效的激励作用，也要考虑绩效奖酬的公平性。目前使用的家庭医生考评政策中设定的考评标准主要与家庭医生签约对象数量、家庭医生服务质量、居民满意程度、居民就诊比例、健康管理效果以及医疗费用控制等因素有关。这些考评标准的设置虽然是可取的，但是，如果本地区的医疗服务水平相对较差，那么这样的考核标准对家庭医生来讲就是不公平的。所以，各地区在设置考核标准时要更多地从工作绩效的角度出发，设置更加科学、合理的考核标准。不同地区之间本就存在医疗服务水平的差距，所以，不同地区也可以结合自身的实际情况设置合理的考核标准❶。

2. 形成多方参与考评的局面

目前，对家庭医生服务绩效进行考核的主体只有政府。单主体的参与导致对家庭医生的考核过于片面，在这种情况下，为了考核的公平性、准确性、有效性，考核过程中应该引入更多的考核主体。比如，专家居民可以参与到家庭医生的考核中，除此之外，第三方也可以对家庭医生的工作绩效进行考核。

3. 建立动态修正机制

考核标准并不是一成不变的，当医疗健康部门发现健康问题变化、工作主要内容变化时，各部门应该根据各项变化调整家庭医生的考核标准，采用更适合的考核方式。及时调整考核方式和更改考核标准可以更科学地评判家庭医生的工作效果，考核才能更加有效、公平、准确。只有考核做到了公平有效，考核才能真正发挥激励作用，从而推动家庭医生更好地发展❷。

---

❶　殷东，张家睿，王真，等. 中国家庭医生签约服务开展现状及研究进展 [J]. 中国全科医学，2018，21（7）：753-760.

❷　杜学鹏，零春晴，吴爽，等. 我国家庭医生激励机制研究——基于波特-劳勒综合型激励模型 [J]. 卫生经济研究，2019，36（3）：22-25.

第八章 家庭医生签约绩效评价

绩效评价是当前管理学中的一个热点，因为所有组织都要对自己的绩效进行衡量，评价自己的投入与产出，这是调动员工积极性，向员工进行有效反馈不可或缺的一种手段，同时也是衡量目标是否实现的重要一环。

第一节 家庭医生签约服务绩效评价简析

一、家庭医生签约服务绩效的概念

对绩效（performance）作一个精确的定义显然是比较困难的。比如，著名人力资源管理专家朗斯纳对绩效评价的定义是：绩效评价是客观地评价员工的各项能力、工作适应性以及状态，是客观地评价员工的行为习惯、个性特点、资质，是客观地评价员工的组织性、协调性以及真实性。换言之，绩效评价的概念是依据工作绩效标准以及目标，评价主体运用科学的方法评价员工的发展情况、工作完成情况及履行职责情况，并通过这些评价结果反馈整体的状态。还有一些专家认为绩效评价有两个层面的含义，从内涵层面来看，绩效评价包含两种意义：一种是评价员工的整体素质和能力，另一种是评价员工的岗位业绩。从外延层面来看，绩效评价是一种建立在事实基础上的客观评价依据，绩效评价是对日常工作中的员工进行观察、分析和记录，进而掌握整体的发展状态。

通常情况下，学术界对绩效评价的解释分为个体和组织两个层面。不同层面包含的评价内容、测量方式和影响因素也各不相同。即使属于同一层面，各自的定义也有不同。

从个体层面来看，包含两种观点：一是绩效即结果；二是绩效即行为。

从组织层面来看，绩效评价是指科学考察组织活动效能及评价的核定程序和方法的总称。由此，绩效评价有广义和狭义之分。广义概念认为绩效评价不只是表现在时间、速度及理想的投入和产出比，更重要的是实现多元化的组织目标，是将数量和质量统一、价格和效果统一。例如，英国政府通过绩效评价的概念衡量政府活动的成果，主要通过效率、经济、效能三个指标进行评价和衡量。其中，效率代表投入和产出的关系，经济代表成本和投入的关系，效益代表客观成果和产出的关系。狭义概念认为绩效评价是生产效率和效能。

二、家庭医生签约服务绩效评价的概念

（一）绩效评价的定义

绩效评价是指绩效管理的重要环节及有效方法。目前，绩效评价已经应用到众多领域中，包括政府、教育及企业等。但在实践过程中，并没有将绩效评价的概念统一化。在相关的文献记载中，绩效评价被翻译为 performance appraisal 或 performance evaluation。还有一些文献将绩效评价定义为标准化评价、评价方法及指标量化，并综合评价实现组织绩效目标的程度及实现该目标预设的执行结果。中国科学院孟凡龙认为，绩效评价是指通过特定的技术方式以及特定的指标系统，以及统一的评价标准、一定的操作程序，对比和分析定量、定性，由此客观、标准地综合分析和判断业绩与效益，展现出真实的发展现状，并在此基础上预测未来的发展前景，形成预设管理控制体系。

一般情况下，绩效评价的概念是指通过科学合理的方法（运筹学方法、管理学方法、数理统计学方法等）分析组织机构在一段时间内的运营效率、发展能力、社会效益以及服务能力等内容，并客观、公正地评价组织在特定时间内的综合表现。

（二）绩效评价的特征

绩效评价的特征是将工作的实际效果进行有效评价，并全面考察组织机构的能、勤、德、绩，最终根据绩效优劣进行奖励和惩罚。

三、家庭医生签约服务绩效的考核

绩效考核最早源自 19 世纪中期的西方国家，当时，英国实行文官改革制度，并不断重视能力考核方式，并根据考核结果奖惩官员，这种考核制度调动了官员的积极性和主动性，有效提高了官员的工作效率和能力，使政府管理变得更加科学、合理，在一定程度上完善了政府的管理体制。绩效考核是绩效管理中的关键环节，绩效考核为绩效反馈和绩效考核结果的运用提供了前提和依据。卫生人力资源绩效考核是人力资源管理的核心职能之一。卫生人力资源绩效考核，就是收集、分析、评价和传递有关某一个人在其工作岗位上的工作行为表现和工作结果方面的信息情况的过程。

第二节　家庭医生签约服务绩效评价目标

一、卫生服务需要

制订卫生计划的主要依据是对社区的居民卫生服务进行分析和评价，除此之外，分析和评价社区居民的卫生服务也是科学管理和预测信息的重要来源，还是评价家庭医生服务的重要依据。居民的卫生服务需求可以通过分析卫生服务有效预防发病率和严重程度了解；还可以充分了解、研究并计算出疾病造成的经济损失，包括计算人均产值、人均每年公休数据等；充分了解和研究卫生服务的需求也是有效提供卫生服务及合理分配卫生资源的重要依据。

通常情况下，卫生服务需要指标包括：发病率、患病率、病死率、总人口健康者百分率、两周每千人患病人数、两周每千人患病日数、两周每千人患重病人数、两周每千人卧床 14 天人数、每千人患慢性病病人数、每千成人患一种以上疾病人数和每千成人自报对疾病忧虑的人数。

二、卫生服务利用

卫生服务利用的依据是社区的人群卫生服务数量，卫生服务利用是提供服务的数量和质量的总称，另外，分配卫生资源的是卫生部门。卫生服务利用主要包含预防服务利用、康复服务利用、医疗服务利用、计划生育技术指导服务利用等。

医疗服务利用主要通过负性指标及两周的就诊率（又称住院率）表示。其中，两周未就诊率是指100名患者中没有住院的人数；相反，两周就诊率是指100名患者中住院的人数。通过了解社区医疗服务正性指标，可以对家庭医生服务的利用程度有充分了解；通过负性指标可以有效了解未能满足居民服务要求的家庭医生服务，由此充分了解并分析出医疗服务没有满足居民需求的具体原因，起到改进和优化家庭医生服务体系的作用。除此之外，医疗服务利用的指标还包括当日医疗服务的及时率及规定的主要慢性病管理率等。

利用预防服务的定义是家庭医生服务体系中传染病的隔离消毒、访视及预防接种等内容。主要包括：四苗覆盖率、单苗接种率、乙肝疫苗接种率、疫苗接种及时率、传染病访视率、传染病的隔离消毒率和疫点处理及时率等指标。预防服务的利用指标对有效预防传染病起着很大作用，不仅可以对传染病的控制能力进行评价，还可以有效评价疾病的中长期预测。

当下，保健服务利用的主要针对人群包括妇女、老人、小孩和残疾人四类，保健服务利用最主要的卫生服务工作是掌握并管理妇女、老人、小孩和残疾人的卫生情况。常用指标是保健咨询满意率、60岁以上老年人得到家庭医生服务率、孕产妇系统管理覆盖率、高危孕产妇系统管理覆盖率、孕产妇家庭自我监护率、母乳喂养指导率、4个月母乳喂养率、0~6岁儿童系统管理覆盖率、14岁以下人群龋齿填充率等。保健服务利用属于家庭医生服务利用中非常关键的环节，通过保健服务利用指标，可以有效展现社区人群的健康水平和健康程度，充分掌握社区人群的健康情况。康复服务利用主要针对的康复对象是社区人群中的慢性病患者、老年人及残疾人。主要指标包括失能老年人康复指导率、残疾人社区康复覆盖率、院外精神病患者访视看护率等。

健康教育利用主要包括两个指标，即社区人群健康知识知晓率和基本健康行为形成率。计划生育技术指导服务利用包括四类指标，即生育评估、节育评估、人工流产评估和婚姻评估。

三、卫生资源

卫生服务过程就是消耗和利用卫生资源的过程，通过卫生服务产生影响和形成相应的结果，由此，加强卫生服务机构对社区人群卫生和健康状况的重视。需要注意的是，好的卫生资源并不代表好的卫生服务效果，相反，有可能会造成资源浪费。所以，卫生资源的分配和投入一定要综合分析家庭医生服务的工作过程和效率。评价家庭医生服务的重要内容包括：依据方法学构建起联结卫生资源利用和家庭医生服务成效的桥梁，通过充分、有效的家庭医生资源，促进社会经济发展。

影响卫生资源的因素较多，主要包含物力、人力、财力及信息技术等，最常用的指标是：每万人口医生数、每万人口护士数、每万人口药剂师数、每千人口床位数和卫生经费占国民总收入的百分率等。

四、工作活动

为了达到一定的目的，卫生部门使用卫生资源开展社区工作，最终形成对应的工作效率和作用。衡量卫生部门工作的指标除工作内容、质量及数量外，还包括服务的效果和影响。

很多指标可以衡量家庭医生服务工作的质量，就"五位一体"的家庭医生服务功能而言，提供医疗服务的机构可以使用以下几个指标衡量家庭医生服务工作质量：医院种类和数目、床位周转率、床位数量及出院和入院的人数等；接受方包括治愈率、好转率、恶化率、病死率等。

另外，更加详细的服务指标可以通过"六位一体"的服务内容进行编排，比如，医疗机构在预防方面提供的技术、设备以及疫苗数量等，接受方展现的疫苗接种率和覆盖率等。此外，健康教育、康复教育及保健教育的编排指标亦如此。

五、态度评价

提高家庭医生服务效益和服务质量的重要方法是研究家庭医生服务工作态度和方法对人们的影响，进而有针对性地宣传家庭医生服务工作。例如，在社区调查居民对家庭病床社会功能的认知程度，主要调查的内容是家床科医务人员、卫生管理人员、社区居民以及其他科医务人员的正性和负性认知率。

六、费用和效益

衡量一项工作付出代价的指标是投入费用，一项工作中涉及的人力、物力、财力及信息技术等内容都应该转化为货币单位进行计算，除此之外，还可以将产出量转化为货币单位。家庭医生服务方案得出合理决策的重要依据是产出值和投入值之间的比，这也是衡量家庭医生服务产生的经济效益的指标。

投入费用主要包括间接费用和直接费用，间接费用主要指理论消耗费用，如因为疾病丧失劳动能力等；直接费用主要指实际的消耗费用，如住院费、设备费、门诊费等。

比较常用的费用评价方法有费用—效益分析法和最小费用分析法。

七、效果和结果

衡量家庭医生服务结果的指标主要是疾病、死亡、劳动力丧失、不满意及不适等，这种评价方式在评价卫生服务系统中被称为5Ds。

我们可以从两个方面评价服务效果：第一，评价服务是否具备有效的实验方法，因为实现经济效益的前提是选择正确的方法，只有方法正确才能有效推广家庭医生服务；第二，社区居民能否适用评价服务体系，一旦社区居民无法接受评价服务的形式，很可能会形成无效结果，但是，无效结果并不能否认方式本身的功能。

八、影响

影响是指家庭医生服务对社会文明和社会经济的作用和贡献，以及对社区居民健康质量和健康水平的影响，影响程度可以用质量调整生命年等指标显示。

九、反应性

卫生系统的反应性是指医疗卫生机构对公众认为的普遍预期的认知及合理的反应。卫生系统的反应性属于卫生系统产出的一种，其中，反应性与医疗卫生服务及保护患者权利有关。卫生系统的反应性主要包括满意度和基本人权。满意度包括社会支持、关注及时、基础设施和选择性；基本人权包括对人的保密性、自主性和尊重。

十、信任度

在缺乏监督和控制能力的条件下，信任方接受相对于被信任方的弱势地位（vulnerability）的意愿，期望被信任方能够采取有利于信任方的行为。从"仁慈"、技术能力、沟通能力、信息、质量、经济和合作等方面进行评价。

第三节　家庭医生签约服务绩效评价内容

一、预防

（一）计划免疫（预防接种）工作

1. 基本范围

预防接种是指把研制出来的生物制品注入人的身体，使人的身体获得对抗疾病的抵抗力。计划免疫是指事先做出规划实行预防接种，提前帮人体获得免疫力。疫苗主要有两种类型，一种是范围内注射，属于一类疫苗；另一种是可选择性注射，属于二类疫苗。

（1）工作重点。医疗机构应该针对本市固定居住的0~6岁儿童、在本地区临时居住时间超过3个月以上的儿童以及计划外生育儿童发放预防接种卡，并且建立电子档案；实时监测麻疹的发展，并且在发现麻疹之后及时消除；有计划地推荐成人乙肝接种工作；研究创新流动人口免疫预防工作适合的工作模式，在对流动人口进行管理时，应该重点关注流动的外来儿童，工作人员应该在外来人口集中居住区域，以及外来儿童上学场所着重开展疫苗接种工作；除此之外，医疗机构还可以与教育部门开展合作，要求外来儿童在入学时提供疫苗接种证，没有疫苗接种证的外来儿童应该先建卡，然后补种获得证明。

（2）监测免疫预防传染病。麻疹病例出现之后第一时间应该采集病例的血清标本，然后开展 24 小时之内的流行病学调查。除此之外，还应该加强监测；AFP 病例出现之后应该开展三轮流行病学检查，分别是接种 1 天之内、病后 30 天以及病后 60 天。

（3）监测预防接种后可能出现的不良事件。如果出现了不良事件，应该及时记录，并且形成调查报告。

（4）针对生物制品制订计划，并且加强相应的管理工作。生物制品的使用应该有专人负责记录数量、使用日期及剩余的库存数。不同部门应该根据计划中规定的数量定时领取所需生物制品，领取时当场清点，清点无误再登记签字。

（5）资料建档及资料管理。资料建档应该遵循市疾控中心制定的资料册建档要求及管理要求。

（6）疫点处理方式。麻疹患者相关机构在接到麻疹患者的病历报告之后，应该在 24 小时之内前往访视，如果患者和其他人群进行了密切接触，也应该对接触人群进行免疫措施处理；脊灰患者的疫点处理方法应该遵循上海市发布的《消灭脊髓灰质炎指导手册》中的要求执行。

（7）冷链管理。冷链应该由专人负责，定期进行维修检查；使用的冷链设备需要建立档案，档案中的信息与实物必须相符；冰箱内部及外部要保证清洁，不应有污迹和灰尘；每隔半年进行一次全面的冰箱保养、冰箱检查、冰箱零件更换；应该对所有冰箱进行温度测量，温度测量上下午各一次，测量之后将温度记录下来；按照冷链规定的存放温度存放疫苗。

（8）配备其他需要使用的药品或者器械。例如，应该配备肾上腺素及喂服药物要使用的药匙。

（9）空间布局应该科学合理。设施配备应该齐全规范，相关技术操作要符合免疫门诊工作规范提出的要求。

2. 计划免疫绩效考核

（1）资料应该分类保存、完整保存。

（2）预防接种门诊需要遵照预防接种工作规范中的要求，科学合理地进行布局设置，清晰明了地标出各种标识，并且配备设施。

（3）预防接种指标。单苗基础接种率：本市儿童应该超过 95%，外来儿童应该超过 90%。加强接种率：本市儿童应该超过 95%，外来儿童应该超过 90%。

除此之外，在本地区居住时间超过 3 个月的 0~6 岁儿童应该保证建卡率超过 95%。

报表的制作应该准确及时，开展的各项检查应该达到规定的次数。在保存、使用生物制品时，要符合相关规定的要求。除此之外，配备齐全冷链设备，并且按照正确的方法运用冷链设备。在进行流行病调查时，要做到及时调查、完整调查。各种制度流程应该做到精简化，疫苗接种之前、接种过程中以及接种之后所开展的工作都必须满足相关行为规范的要求。强化免疫工作要求，疫苗接种必须登记造册，制定报表，及时上报相关的工作结果，接种率须超过 95%。

（4）安全接种。为避免出现化脓感染的情况以及接种失误的事故，接种门诊接种疫苗之后应该及时监测不良反应。

（二）传染病管理工作

1. 基本范围

（1）疫情报告管理。设置专门的工作人员负责与传染病报告有关的工作；工作人员定时在网络上观看疫情发展趋势，并且登记具体的传染病数量；定期对疫情变化进行观察，每个月 10 日需要将本月疫情和上月疫情进行对比，并且及时登记相关信息，上报相关信息；每个月定期检查本单位的传染病情况，检查完毕，在下个月 4 日之前将获得的自查信息以报告的形式上传到区疾控信息部；传染病报告卡的填写需要满足以下要求：明确详细的诊断日期、明确写出患者的联系方式、联系电话，如果患者没有联系方式，则需要在"联系电话"一栏写"无"，切勿空格。如果儿童年龄在 14 岁以下，那么"联系电话"一栏需要填写家长的联系电话及联系姓名。

（2）传染病患者的访视。如果患者是急性病毒性肝炎，则应该在接收患者之后的 24 小时内访视，出院之后应该在 7 天内复访；如果患者是甲型肝炎或戊型肝炎，则需要在住院之后的 45 天内复访。如果患者是隐形肝炎或者丙型肝炎，则需要在出院之后的 60 天内复访；如果患者是居家状态，那么工作人员需要每周访视一次。甲型肝炎和戊型肝炎患者需要在 75 天之后复访，乙型肝炎和丙型肝炎患者需要在出现病状之后 3~6 个月之间复访。如果患者是慢性病毒性肝炎，那么工作人员应该一年访视一次；如果患者是细菌性痢疾，那么工作人员应该在初次访视使用药物之后再访视一次。对患者的采样及样品的输送要及时，并且严格登记样品。如果患者属于重点职业，那么应该将患者的细菌性痢疾情况以调查表形式上报给疾控中心。如果患者所患的传染病不属于以上几种类型，那么按照卫生防疫机构提出的要求展开相关调查即可。调查对象的重点是急性肝炎患者，一旦发现需要及时上报区疾控中心。

（3）疫点处理。如果疾病属于甲类传染病，那么需要在 6 小时之内完成疫情地点的处理工作；如果是乙类传染病，那么需要在 24 小时内完成疫情地点的处理工作；其他类型的传染病，如果引起了较大范围的疫情，那么应该在 24 小时之内完成疫情地点的处理工作。

（4）重点职业患者应该进行流行病个案调查，在此基础上，要填写单位调查表。单位需要进行两次流行病个案调查：首先，在接到报告的 24 小时之内展开一次调查，调查需要关注病例情况，以及病例所在单位的消毒情况、预防情况；其次，需要在病例脱离单位之后的 45 天之后展开调查，调查主要是判断病例的肝炎继发情况。两次调查结束要进行调查总结，调查总结中应该客观地反映病例的传染源来源情况、病例的病毒传播途径、病例的具体隔离日期、病历单位采取的处理措施、预防措施、病例所在单位的肝炎继发情况。

（5）传染病防治健康教育工作人员应该在不同的季节针对容易发病的传染病展开教育活动，每年至少举办 4 次教育活动。教育活动可以通过分发宣传资料、举办讲座等形式开展。举办活动之前，要事先制定企划活动，举办过程中应该拍摄照片、拍摄视频，形成文字音像材料。

2. 传染病防治绩效考核

（1）24 小时内进行疫情通报，及时率可以达到 100%，有助于传染病病发率的降低。

（2）及时按照规范标准报告传染病。传染病报告卡应该及时录入、准确录入，传染病漏报的概率不能超过 0.5%，传染病报告卡中的信息填写完整程度应该超过 98%，传染病报告卡在记录之后至少保存 3 年。

（3）每个季度都应该定时检查传染病的漏报情况，并且随时抽查传报质量，抽查或者检查之后，要形成书面汇总材料。

（4）组织专业的工作人员不定期开展现场督查工作，检查与传染病有关的门诊、实验室的现场情况。

（5）肠道门诊、肝炎门诊应该按照规范要求开设，规范率需要达到100%。

（6）按照规范要求开展肝炎调查、肝炎处理以及肝炎访视。

（7）肠道门诊监测。工作人员需要对门诊的重点复习对象进行病例采集，采集人数应该超过总人数的15%，采集过程中要规范书写相关情况，不能出现逻辑性错误。

（8）街道辖区内如果出现肝炎患者，第一时间填写个案调查表，同时要向区疾控中心上报个案调查表，接到辖区内的肝炎患者必须百分之百上报处理。

（9）门诊监测。PT患者需要展开详细的病历诊断，而且病历必须书写规范。

（10）细菌性痢疾患者需要填写个案调查报告，并且对报告做出百分之百的处理。报告中不能出现缺项错误和逻辑错误。

（11）门诊日志需要定期检查，并且将门诊日志和档案资料进行核对。

（三）学校卫生

1. 基本范围

（1）为辖区内的学校专门建立卫生档案，并且持续更新资料。

（2）对学校的卫生教师进行定期业务培训，培训需要详细记录过程。

（3）定期为学生提供健康检查服务，与此同时，督促学校规范监测学生因病请假的情况。

（4）配合健康节日举办健康知识宣传活动，例如，可以在"世界爱牙日"举办与牙齿健康有关的宣传活动。

（5）学校应该加大对传染病工作的管理力度。学校一旦出现传染病事件，管理者就要做好现场指导工作、消毒工作，并且持续追踪调查，一直到传染病事件结束为止。与此同时，学校在日常管理中应该加强卫生消毒，从多种角度对学生进行健康宣传教育。与此同时，做好疫情登记工作，积极配合区域管理人员处理突发性公共卫生事件。学校应该严格设置入学条件，要求学生凭免疫接种证明入学。联合区域卫生监督所，监督学校的饮水安全、卫生安全。

2. 学校卫生绩效考核

（1）基础卫生档案资料百分之百完整。

（2）所有学生都要建立体检健康卡。

（3）完整地记录监督检查过程。

（4）报表及时上报，报表内容百分之百准确。

（四）病媒生物防治

1. 基本范围

（1）虫情监测。老鼠监测，工作人员应该在指定场所放置老鼠夹，尤其是在春季和秋季；蟑螂监测，工作人员应该在指定场所放置粘蟑螂的贴纸，并且定期将贴纸收回综合处理；蚊虫监测，主要使用电动吸蚊器进行蚊虫处理；蝇类监测，放置捕捉蝇的笼子，笼子应该定点定时回收处理。

（2）工作人员应该定期对街道除害保洁服务所的同志进行技术指导。所有除害保洁所的同志必须持证上岗，在使用药物进行保洁时，必须符合环保规定。

（3）整理资料。工作人员应该及时进行相关监测资料的整理汇总，还应该配合疾控中心处理突发性事件，并开展专项调查。

2. 病媒生物防治绩效考核

（1）虫情监测需要保证数据真实、完整、连续。

（2）工作人员在指导街道同志学习除害保洁技术时，必须指导到位，明确具体药物的使用方法。

（3）资料应该定期整理，定期汇总。

（五）结核病防治

1. 基本范围

（1）疫情管理。工作人员应该专门针对结核病制定登记制度、报告制度，有了制度的约束，发现结核病病例之后才会及时上报相关情况，工作人员应该采用相同的方式管理本区域常住人口及外来人口。

（2）病例发现。当门诊发现疑似病例时，工作人员应该先对患者进行登记，然后向防保科专职人员报告，专职人员接到报告之后应该核对患者信息，然后向患者开展宣传和教育，主动解释政府提供的减免政策，引导患者坚持治疗。放射科应该登记疑似病例，并且做好后续的检查跟踪工作，工作人员应该定期汇总资料。

（3）督导患者、管理患者。患者确诊之后，工作人员应该在3个工作日内与患者签订就医协议，保证患者遵循医嘱，服用药物，接受检查。在治疗刚开始的60天内，工作人员应该每30天访视两次，60天之后，工作人员以每30天访视一次的频率了解患者的身体状况，一直到患者痊愈为止。

（4）落实减免治疗政策。上海市明确指出结核病应该在一定程度上减免治疗费用，在治疗过程中，患者应该先缴纳相关费用，然后等待上级部门的审核。审核完毕，患者可以申请报销一部分费用。如果是外来人口，可以申请肺结核全球基金项目提供的营养费、交通费。工作人员应该每个月到财务科领取相关费用，并且将费用发放给患者，费用发放、费用接收都要做好记录。

（5）健康教育。健康教育宣传活动应该有计划、有组织地开展。与此同时，还要采用文字、图片等方式记录活动过程。宣传工作除了针对社会大众之外，还应该重点关注结核病患者及其家属。

（6）业务培训。医院内的工作人员需要进行结核病防治知识培训，培训之后才能上岗。

2. 结核病防治绩效考核

（1）疫情管理。对于疑似确诊及已经确诊的患者必须上报，同时还要填写上海市结核病人登记管理卡，管理卡的填写要做到完整、准确、规范。外来人口也要登记结核病的相关信息，医院应该追踪了解结核患者的相关信息。

（2）督导工作。完全遵照家庭督导提出的相关要求推行 DOTS，对于新登记或者新记录的患者必须做到全面管理。医院需要做好筛查工作，将可疑症状者的具体症状全部落实。除此之外，还要经常访视肺部 X 线异影患者。

（3）健康教育。结核病医院应该经常开展相关知识教育，引导人们防治结核病，尤其应到社区中进行活动宣传，保证结核病防治知识百分之百覆盖到所有居民。

（六）性病防治

第一，疫情管理人员必须持证上岗，所有工作人员也必须持有相关证件证明，而且经过培训。医院必须保证艾滋病以及性病知识的培训覆盖到所有人员。

第二，建立健全职业暴露登记制度，同时记录相关病情报告。

第三，在社区内开展"世界艾滋病日"的宣传活动，活动需要有组织、有计划，并且有影像资料的记录。活动结束之后，应该及时上报举办情况。

第四，应该针对辖区内高危人群开展相关的干预工作，定期访视。

（七）寄生虫病防治工作

第一，按照《中华人民共和国传染病防治法》中的要求开展疫情排查。

第二，开展"三病"检疫工作，登记相关病情信息，并且使用编号记录，编号需要做到唯一、准确。

第三，开展血检疟原虫工作。

第四，专门针对辖区内的流动人员开展"三病"检疫工作，检查表要完整登记、完整记录相关信息。

第五，在社区内开展寄生虫防治知识的培训工作。

（八）精神病患者管理工作

1. 人员配备和专业能力

（1）设置专职医生及兼职医生岗位，并且配备相应人员。

（2）医生应该掌握精神病相关的防治知识、康复管理知识。

2. 专科门诊工作

（1）设置固定的精神科诊所，并且在固定日期开诊，每周至少开诊1天。

（2）患者必须做到1人1个门诊卡，而且需要有专人保管门诊卡，门诊部门的工作人员应该做好相应的信息登记。

（3）病历书写规范，用药检查科学合理。

（4）正常推进免费服药工作，工作人员要及时准确地记录信息并且上传相关信息。

3. 访视工作

（1）根据规定开展访视工作，做好工作记录。

（2）工作人员在每个月 5 日之前将重点患者的报表上传到网络。

（3）访视记录必须符合患者的真实状况。

4. 初诊回单落实情况

（1）初诊回单要按照精卫中心的要求贯彻落实，回单中的内容应清晰地填写，并且网上上报。

（2）工作人员需要参加所有例会，并且接受专业培训；肇事或者车祸事件的处理不能因为监护措施的配备不当而有所延迟；精神病医院应该指导社区开展精神病患者的康复工作；工作人员应该熟练使用数据精神病康复系统，掌握电脑技术、电脑知识，及时处理网络信息以及上传网络数据。

5. 季报登记工作质量

（1）按照季报质量要求分季度完成季报工作。

（2）工作人员将每年的患者迁入信息、迁出信息、死亡信息、失踪信息做好登记。

6. 精神卫生宣传工作

（1）加大精神卫生知识的宣传力度，在社区采用板报、横幅等方式进行知识宣传。

（2）在"世界卫生日"重点举办与精神卫生主题有关的知识宣传活动。

（九）慢性病管理与绩效考核

1. 高血压防治管理与绩效考核

（1）以《上海市社区高血压防治工作指南》为依据对高血压患者建立管理卡，主要针对的是发现于社区高血压管理中的高血压患者。首先，要查看该患者是否有一级医院就诊经验。其次，需要依次对患者完成血压分级、分层和组别的确定。其中，分级血压包括三级：一级（140~159/90~99mmHg）、二级（160~179/100~109mmHg）、三级≥180/110mmHg，而低、中、高、很高危层的分层依据是危险因素和并存的其他临床情况。最后，以所属的组别来安排随访工作，随访周期如下：

一组：1个月/次；

二组：3个月/次；

三组：6个月/次；

一般组：12个月/次。

在落实相关随访要求的前提下，社区血压监测人员要将随访内容事无巨细地记录在管理卡中，并录入计算机软件系统中。除了随访之外，还需要对被监测人员进行心理健康疏导。

（2）以35岁以上的患者为对象，在一级医院中推广首诊测压制度，并通过病员书或醒目标志的提供，推动首诊医生责任制的普及；登记高血压患者，并借助电脑技术手段生成与之相关的精密数据，在此基础上，以社区高血压分级制度来管理这些确诊者。

（3）组织多样化、周期性的宣传工作，尤其要突出以高危人群为中心的宣传工作。

2. 高血压管理与绩效考核

（1）35岁首诊测压工作要求：每季度第一个月15日之前，一级医院要将上一季度质控表（即《一级医院35岁以上病人首诊测压工作季报表》）予以上报，需要提供相对准确和完整的内容，测压率不低于95%。

（2）家庭医生服务中心高血压分级管理工作的开展要建立在以往高血压管理的基础上，同时要保证相对完整的高血压监测随访记录、相对规范的分级管理，以此为前提来完成年度报表。

（3）本社区心脑血管的发病死亡报表和调查工作要按照每月规定的日期完成。

（4）准确记录监测点上现阶段的患病人数、新确诊数量及救治无效死亡数量。

（5）以社区高血压居民的确诊情况为普查对象来获取普查结果，并在此基础上计算确诊率。

（6）抽取按户基线调查中的10%进行质量检查，将不合格率控制在5%以下，确保在电脑中录入的资料与管理卡数据一致。

（7）按照计划，循序渐进地组织心、脑血管病防治工作，使心、脑血管病的死亡率和发病率在心、脑血管疾病防治工作的作用下大幅降低。①社区示范点引导高血压患者建卡的成功率应当保持在60%以上，对高血压患者进行管理的覆盖率不得低于18%（注：以17.65%为高血压患病率的计算标准），控制率不低于40%，随访率在95%以上，管理率超过60%；②医务工作者结构中必须包括负责心、脑血管防治工作的分管人员；③高血压高危人群血压监测率不得低于80%；④社区居民高血压自我管理工作能否与一级医院的功能发挥有机结合。

3. 糖尿病防治管理

工作人员针对社区内符合《上海市糖尿病防治工作指南》相关要求的新确诊糖尿病患者建立病例管理卡，以开展相关的糖尿病管理工作。在正式开展工作的第一年，需要以首次血糖测量值为依据来完成定组工作，其中一组管理方式主要用于对血糖水平"较差"患者（静脉血浆餐前血糖不低于7mmol/L、餐后不低于10mmol/L）的管理，二组管理方式主要用于对"理想"血糖水平患者（静脉血浆餐前血糖不超过7mmol/L、餐后不超过10mmol/L）和"一般"血糖水平患者"（静脉血浆餐前血糖4.4~6.1mmol/L、餐后血糖4.4~8mmol/L）的管理，三组管理方式主要用于对葡萄糖耐量减低（IGT）和空腹血糖受损（IFG）患者的管理。最后，要以1次/月、1次/3月、1次/6月的频次分别随访一组、二组和三组的患者。在定期随访相应患者之后，社区糖尿病管理人员需要在糖尿病随访记录单上准确记录随访内容，并在计算机软件上及时记录随访信息。除了定期随访之外，健康宣教工作也要及时、定期开展。

4. 糖尿病管理与绩效考核

（1）是否按照相关规定，准确无误地完成每个月的糖尿病随访和计算机录入工作，以及是否根据疾控中心的相关要求上报相关数据、配合相关疾控工作。

（2）是否在有效时间内，保质保量地完成了各个季度糖尿病门诊患者登记表和季度报表、年度报表的上报。

（3）本年度各项任务的完成情况是否与疾病控制中心的计划要求相一致。

（4）在本辖区糖尿病患者的管理中，实现35%的血糖控制率，45%的规范管理率，85%的患者管理率。

（5）筛查、登记管理糖尿病高危人群（IGT、IFG）的工作，以及软件录入、随访管理工作是否在一级医院有效开展。

（6）确保所辖区域内糖尿病患者和高危人群的报告重复率不超过3%。

（7）确保管理卡与电脑录入在数据上的一致性。

5. 肿瘤管理与绩效考核

工作人员核实、更正诊断新发现的肿瘤患者，并对其进行针对性康复指导，以及规范化管理历年存活的肿瘤患者、对区域内恶性肿瘤发病和死亡信息进行及时准确收集，都是恶性肿瘤访视的主要工作。

（1）初访。社区医生收到本月的报告卡后，他需要围绕新发恶性肿瘤患者开展初次访视、户口核实和诊断工作，同时还要及时补充和更正报告卡中记录的信息。此外，家庭医生要对新发病患者的发病、就医和诊疗情况进行全面把握，以确保所提供的康复和治疗指导既规范又合理。

访视内容包括：①患者的基础信息：姓名、男女、出生日期、户口所在地、家庭住址、身高、体重、疾病史、家庭结构、职业等；②病程情况：病发时间、初诊时间、确诊时间和医院确诊依据、就诊时间和就诊医院及治疗项目；③病理特征、疾病诊断全称、组织细胞种类、病理分期；④患者的疾病现况：现阶段所接受的治疗方式是什么，对现阶段的生活质量打分。

初访时限为：初访核实上个月收到的所有报告卡是否在本月按照规定时间完成。

初访形式为：在条件允许的情况下，开展上门随访工作，可确保家庭医生与患者家属直接沟通，以帮助患者家属更加全面、深入和客观地了解患者的实际情况及相关的康复治疗基础知识，只有这样，才能使社区医院"六位一体"的功能（如预防、医疗等）得到集中体现。

（2）随访。从本质上来讲，社区医师以分级随访和规范化管理的方式跟踪拥有本辖区户口的癌症患者的过程，就是随访工作的过程。具体来讲，随访工作就是实现对患者现阶段病情和治疗情况的全面了解，在此基础上，能够为其规范治疗和生活起居提供指导，并从医疗方面给予癌症晚期患者必要的护理。

随访内容：①患者现况：是否出现了明显的肿瘤转移情况，是否因肿瘤的确诊造成了生活质量的变化；②患者在现阶段迫切需要的医疗诉求，比如，患者接受肿瘤治疗的具体方式和项目名称、患者在疾病晚期的现实医护诉求。

复访间隔：复访间隔时间的确定需要参照卡氏生活质量评分（通常为整数）结果，倘若卡氏评分在80分以上，单次随访周期需要控制在1年左右；倘若卡氏评分在50~80分，单次随访时间需要控制在半年左右；倘若卡氏评分未能达到50分，单次随访周期不能超过30天。

质控与评价：①访视任务是否按照每月的规定及时完成；②对疾病全程要全面了解，同时确保信息的准确性、真实性；③对患者的治疗需求能够及时了解，并根据其实际需要进行恰当的宣传和指导；④肿瘤患者的复访，需要严格落实以下要求：复访内容的真实性、康复指导的科学性。

访视工作指标：①及时率不低于95%；②失访率不超过5%；③死补准确率在95%以上、及时率在90%以上；④统计年度发病及死亡人数数据，同时现患癌症患者的管理率不得低于90%；⑤现阶段，随访的所有肿瘤患者都要建卡，并且保证项目填写准确率不得低于95%；⑥需要按照时间安排组织讲座、咨询、黑板报等防癌教育，并邀请临床医师参加指南、规范等培训活动，培训率不得低于80%；⑦定期随访"四癌"高危人群社区，确保以上人群的复查率不得低于40%；⑧对所有高危人群的初访要做到人人受访，并填写报告随访表和调查表，误差率不得高于5%，数据录入的误差同样不得超过5%。

6. 牙病防治管理与绩效考核

（1）幼儿、小学生、预备年级学生（通常年龄范围在5~12岁）：这一年龄段重点开展"两年一次"的龋齿检查和防治工作。除了青少年儿童之外，还需要落实全民口腔健康知识宣讲和口腔问题防治等相关工作，确保辖区内所有居民都能接受专业的、规范的口腔健康知识指导，做到"应知应会"。

（2）抓住各个重要节日节点（比如全国爱牙日、六一儿童节、敬老节等）来宣传口腔健康和口腔健康检查活动，使老年人、青少年、幼儿、妇女等群体都能够掌握基础的口腔卫生健康知识。

（3）严格落实疾控中心的相关规定，上报与口腔防护与治理相关的报表、资料，并配合疾控中心开展相应的工作。

二、医疗

（一）服务质量

医疗制度政策上墙公布，宣传资料入户，做好政策宣传、问题解答。医疗质量和医疗安全等核心制度齐全，及时更新。有明确的岗位设置及岗位职责，员工熟知其工作职责并严格执行。无违反合作医疗政策的情况发生。

将主动上门服务与各种体检资料（如重点人群服务、职业体检、无偿献血、临床诊疗、健康体检、婚前检查等）有机结合，并在健康档案中详细记录以上资料，建立以每户居民为对象的动态健康档案，居民健康档案建档率不得低于70%。同时，随访记录在健康档案中的健康问题和行为危险因素，比如，计划生育技术指导、健康教育、疾病防治、心理咨询和康复保健等，并以更具针对性健康教育干预措施的应用来纠正社区居民亚健康的生活卫生习惯和饮食起居方式等；对随访和干预情况及时汇总上报，并在健康档案中予以记录。每年，每户可享受4次免费上门服务，若居民有更多的医疗服务需求，则需要提供上门随访服务，可与居民在自愿平等的情况下签订健康服务合同或收取相应的费用。

认真组织参加"三基"培训和考试，制订院内业务学习工作计划，纳入统计口径的中级人员每年学分，家庭医生服务专业技术人员到县级以上医院参加累计不少于2个月的业务知识和技能培训。至少60%的从事临床工作的医师完成省级卫生行政部门认可的全科医师岗位培训或规范化培训。80%的护士和预防保健人员接受过区级以上卫生行政部门举办的全科医学基本概念或基础知识培训。家庭医生服务中心（站）的所有负责人接受过至少1周的市级以上卫生行政部门举办或认可的家庭医生服务政策管理与业务技术培训。

加强急救能力建设，提高抢救成功率。急诊科（室）医护人员应经过急诊专业培训，至少配备1名主治以上职称医师负责业务技术把关。急救药品齐全，无过期，摆放位置固定，专人保管。急救常规抢救方案上墙，做好应急抢救措施，病情危重紧急的应及时转诊。具备开展常见病、多发病的诊断和鉴别诊断能力，治疗措施到位，护理操作规范，能为居民提供连续性的医疗服务。

《医疗事故争议登记制度》《医疗安全报告制度》《医疗事件（争议）处理制

度》《医疗事故防范措施》等各项制度齐全。医疗安全防范得当，无医疗事故。《影像科质量管理制度》《检验科管理》《药品管理》《病历质量管理》《院感管理》《护理管理》等制度齐全。严格执行医护技术操作常规，落实消毒隔离制度，建立消毒及医护差错登记制度，执行一次性医疗废弃物处理规定，记录完整。

合理转诊和便民服务，提供上门医疗服务，建立家庭病房，开展家庭康复指导、家庭护理，记录及时完整。根据居民需求开展临终关怀服务。对社区居民提供 24 小时应诊服务，并具备院前急救能力；保持通信畅通，急救患者在 8 分钟内得到急救医疗服务；急诊登记及时。接受卫生服务站转诊来的患者；与上级医院建立经常性业务关系；建立转诊制度，签订双向转诊协议，保持渠道畅通，记录完整。

医护人员熟悉门、急诊知识，能提供及时、便捷、有效的医疗救助，工作有记录。医护文书书写规范，（门诊病历、门诊处方、输液观察记录）书写合格率达 100%，处方合格率达 100%。

（二）服务效果

家庭医生服务基础体现在：全科团队数，全科医生数，社区诊断资料利用率，当年取得卫生部级的全科医师资格数，签约家庭户数，健康档案累计数，当年健康档案更新数，当年局级以上科研课题数，当年撰写并发表论文数，当年区级以上科技成果奖。

医疗数量包括：普通门诊人次数、出诊人次数、转诊人次数，住院服务床日数（包括残疾人康复）、出院人次，家庭病床服务床日数和手术服务人次数（仅限于已开展此类手术服务）等。

（三）运行效率

合理使用医保费用，医保门诊次均费，医保门诊复诊率，医保住院次均费，医保住院日均费，药品占比，检查占比，治疗占比。家庭医生服务机构利用率、社区门诊总人次数占地区所有门诊总人次数变化率、职工年人均门诊人次数、家庭医生服务机构公共卫生服务量与基本医疗服务量比、家庭医生费用流向。居民卫生常识知晓率。

（四）综合满意度

在患者满意度方面选取投诉、纠纷次数和综合满意度等。从社会满意度、门诊患者满意度、出院患者满意度三方面来考核。

（五）实事创新项目

"一门式"计生服务室，优化门诊流程，区域卫生服务信息共享，中医药所开展的中医服务（通常在 5 种以上）从本质上来讲就是将穴位注射、熏洗、刮痧、火罐、推拿、针灸和中医药等技术应用于社区中。通常用于社区中医服务的中草药验方不少于 10 个，所采用的中医治疗器具适用度更高。

三、保健

（一）儿童保健

儿童保健的主要目标是保护儿童的身心健康及提高儿童适应社会的能力，它既包含临床医学的特点，又包含预防医学的特点。为了进一步减少发病率和死亡率，提高儿童的生命质量，医护人员应该根据预防为主、促进健康及防治结合的重要原则，并在研究儿童成长发育规律和影响因素的过程中采取有效的干预措施。儿童保健的实践性很强，符合医生发展新的模式，将技术、管理、专业和科研相结合，儿童保健的内容包括儿童躯体保健、社区保健、儿童心理和行为保健以及儿童管理学等，儿童保健逐渐发展为独立学科，并且，国家教育局已将其纳入妇幼卫生专业主干学科。

1. 门诊工作内容

（1）系统的儿童保健管理工作。首先，对 0~6 岁儿童进行实时监测，掌握他们的生长发育情况，及时发现问题，分析和总结问题，提出合理、正确的意见，进行有效的健康指导和咨询；其次，充分了解辖区内儿童的生长发育情况和喂养情况；最后，总结和分析问题出现的原因，并采取措施及时干预。

（2）对阳性疾病新生儿进行筛查，并将信息召回统一管理。社区医生如果接到新生儿的疾病筛查阳性召回通知单，应该在 1 个月内上门家访，并给新生儿家长发放《筛查阳性儿童随访通知单》，让其家长在通知单上签字确认；如果新生儿家长拒不签字，可以让两位家访人员现场确认再一起签字。回执单签字完毕，由相关人员直接寄到上海市出生缺陷办公室。如果出现家长言行不一的情况，社区筛查中心可以每隔一个季度催访，并让家长填写《新生儿疾病筛查随访督促表》，除此之外，家庭医生服务中心也会持续上门督促，一直到完成两次上门督促为止。

（3）将危重新生儿转运至抢救机构，社区及时上报情况。上海市卫生局的县官文件规定：如果浦东新区的医疗机构需要转运危重新生儿，主要对接单位是上海交通大学医学院附属上海儿童医学中心，所以，在抢救和转运危重新生儿的过程中，不仅要严格遵守首诊负责制，及时抢救和转运危重新生儿，还应该以电话传真的方式及时向相关的妇幼保健机构报告，妇幼保健机构做好协调、登记工作。另外，报告的主要内容包括就诊日期、新生儿姓名、诊断报告、转诊医疗机构及备注。

（4）5 岁以下儿童的死亡报告制度。24 小时内向区妇幼保健所上报 5 岁以下儿童死亡病例。

（5）高危儿保健管理工作。医护人员不断提高识别高危儿童的业务水平，一旦发现高危儿童，及时转至区妇幼保健所，在管理相关事宜过程中，严格按照管理低出生体重儿的工作要求，提高他们的健康水平。

（6）对卫生公共事件及时采取有效措施。面对不同的公共卫生事件，需要采取不同的应急措施，例如，应对禽流感、儿童手足口病等疾病的应急预案。应对突发事件的首要工作是启动应急预案，并联合相关部门开展工作。

2. 托幼机构卫生保健管理

（1）分层次管理。针对辖区内的托幼园，家庭医生服务中心应该加强保健、保育、营养工作的监督和指导。每年至少进行 4 次指导工作，并根据真实情况记录，突出工作重点，及时发现问题，并采取有效措施，最后进行反馈。

（2）定期组织开展月会。每个月的任务和要求都不同，因此，托幼机构每个月都应该组织开展月会，分析和总结月度情况，凸显工作重点。

（3）管理传染病工作。托幼机构将传染病的具体情况上报给相关部门，及时控制传染病的扩散和流行，并有效开展托幼机构的防病工作。

（4）保障托幼机构的安全工作。指导和监督托幼机构定期检查园内的设施设备；定期抽查保育员和营养员的日常工作，将抽查结果及时上报给相关部门，由此保障幼儿的生活安全和成长安全。

（5）加强检查晨间工作和观察全天工作。在检查晨间工作过程中，应该按照规定认真落实好晨间检查的各个环节，保证工作质量；全天观察工作应该注重记录幼儿异常情况的处理，当幼儿进入观察室后，托幼机构应该将进入时间、处理结果、离开时间以及去向记录清楚。

（6）关于幼儿的营养方面。托幼机构与财务部门保持良好的交流和沟通，确保幼儿的膳食费用，并制定健康、合理的食谱。另外，托幼机构也要抓好营养员的操作管理工作，并严格把控食品质量，避免因食品问题造成安全事故。

（7）定期开展健康检查工作。首先，组织开展"六一"儿童体检工作，主要体检项目包括普查血红蛋白、检查体格和尿常规，分析和汇总数据。其次，开展五官保健工作，对儿童的视力进行定期筛查，发现视力状态不好的儿童，要及时诊断和治疗，这项工作主要由妇幼保健所负责。定期筛查听力，如有不良情况，应该及时转至妇幼保所，并做好随访工作。

3. 信息管理工作

组织开展网络试点工作，保障儿童保健信息网络的流通；制定相应的信息核对制度。

4. 健康教育工作

健康教育工作应该联动各方，可以与幼儿保健门诊、托幼机构的保健教师协同开展健康教育工作，在规定的工作范围内做好卫生宣传教育工作。

5. 儿保绩效考核业务指标要求

（1）儿保门诊的规范化建设标准是100%。

（2）儿童保健指标的要求：①9个月的婴儿使用PA2听力筛查率达到95%以上，6个月婴儿的视力筛查率也要达到95%以上；②0~6岁儿童保健管理率达到95%以上，1~3岁儿童的系统管理符合率在80%以上，6个月婴儿的母乳喂养率在85%以上，6个月的婴儿纯母乳喂养率达到50%以上，婴儿的死亡率小于

5%；③6 个月的婴儿查 HB 率达到 95%以上及贫血率低于 10%，12 个月的婴儿查 HB 率在 95%以上及贫血率低于 10%；④婴儿五病诊断符合率达到 100%，复查复治的符合率达到 100%；⑤低体重儿的访视率达到 100%，访视单上交及时率达到 100%，4 个月低体重儿的初次验血率达到 90%以上，6 个月低体重儿平均月增重 750 克的增磅率达 60%以上，3 岁低体重儿的内系统管理符合率达到 95%以上；⑥低体重儿的访视率和访视单上交及时率达到 100%，4 个月低体重儿的初次验血率达到 90%以上；⑦托幼机构工作人员体检率达到 100%；⑧0～3 岁儿童家长科学育儿知识知晓率达到 90%以上；⑨除去特殊情况和委托单位，高危儿的转诊率达到 100%；⑩集体儿童的定期体检率达到 100%。

（3）及时准确地上报各类报表。首先，每年 10 月 10 日上报残疾儿童情况年报表、儿保工作年报表；其次，每个季度的第一个月 10 日之前上报上一个季度的儿保工作季报表；再次，当月 25 日以前上报托幼机构 5 岁以下儿童死亡月报表、传染病事故月报表；最后，每年 6 月底上报"六一"儿童体检汇总表。

（二）妇女保健

1. 掌握辖区内的孕产妇基本情况

在辖区内，对 12 周前的孕妇进行筛查，建立保健卡，一旦出现高危孕妇，一定要及时登记和诊治；产妇出院以后，组织相关工作人员上门访视，正常要求是 2 次，并将孕妇卡的信息填写完整，将信息上报到妇幼所；组织预防相关的健康宣传工作，组织孕妇检测 HIV 病毒；通过孕前保健和孕前咨询，有效完善《上海市妊娠梅毒防治实施方案》的健康管理系统。一旦发现患者，一定要及时转送至妇幼医院，检查之后还是阳性患者，列入高危管理系统。

（1）查治常见的妇女疾病。有效落实辖区内妇女普查重点疾病随访，在家庭健康档案管理中录入筛查结果和信息，加强普查工作的宣传力度，组织开展有效的咨询工作。

（2）从现有的妇女健康服务出发，按照生殖健康规定的要求，做好宣传青春期保健、更年期保健和老年期保健工作。

（3）对孕妇学校进行规范管理，加强相关教育内容和宣传力度，提高孕妇的自我调节和保健意识。

2．考核指标

（1）外来孕产妇的保健覆盖率达到 50% 以上。

（2）12 周孕产妇的建册率达到 85% 以上。

（3）孕产妇的系统管理率达到 85% 以上。

（4）孕产妇的妊娠梅毒筛查率达到 100%。

（5）孕产妇学校的健康教育率达到 98% 以上。

（6）B 超大畸形筛查转出率达到 100%。

（7）高危孕妇的管理率达到 100%。

（8）母乳喂养率达到 85% 以上。

（9）青春期的健康教育达到 200 人以上。

（10）更年期的健康教育达到 200 人以上。

（11）更年期的保健咨询点符合标准。

（12）平产分娩点的知晓率达到 80% 以上。

（13）流动人口孕产妇的健康教育率达到 80% 以上。

（14）孕妇 HIV 筛查率达到 95% 以上。

（三）老年保健

在社区内普查 60 岁以上人口的相关数据，根据具体情况建立个人健康档案，另外，了解和掌握社区内 60 岁以上老年人的健康状态，保障社区老年人的保健服务，并组织定期健康体检。

四、康复

（一）社区康复

社区康复是我国康复事业的重要组成部分，具有很强的经济适用性。我国是一个人口大国，医疗资源人均分配相对紧张，所以社会康复的实行不仅能有效缓解当前的医疗压力，还能让更多人享受到优质的、人性化的医疗服务。社区康复在绩效考核中占一定的比重。社区康复主要包括以下八个部分。

1. 组建三级康复工作网络

以街道分管领导为组长，医疗机构、残联干部、社区主任为成员的残疾人康复工作领导小组，由康复主管医师、康复师和中医主治医师组成强有力的康复技术指导站，以三级医院为指导，二级医院为依托，充分利用社区资源，开展社区康复服务。

2. 资料准备

健康知识普及到社区和残疾人手中，工作手册分发到各康复指导员。

3. 人员培训

依托中心的力量，对基层康复院采取集中1~2周或灵活机动的方式进行培训，对患者家属采取两周一次集中残疾护理及建议康复训练的讲课。

4. 硬件建设

为了方便残疾人，康复站全部设在一楼，并且专门为残疾人设置无障碍通道。同时根据家庭康复需求，帮助安装家庭康复器材，实施康复服务进入家庭服务。

5. 康复需求评估

通过社区诊断，医务人员进行社区概况及残疾人普查，查清社区内各类残疾人的数量、地区分布、致残原因、残疾程度、残疾人家庭及各种康复需求情况。重点对有康复训练需求的肢体残疾人、弱智儿童、脑瘫儿童以及需要心理疏导、康复训练指导的残疾人康复对象进行调查，并按需求分类造册。

6. 康复评估与评价

成立康复评估小组，和患者家属或照料者一起对患者进行评估，确定康复问题，共同制订康复计划，由康复指导员定期进行康复训练，或指导患者进行自我训练，并定期进行康复效果的评价。

7. 康复训练

按照康复训练"一对一"的原则，每位被服务对象有一位康复指导员指导训练，每次训练45分钟。康复指导员对每次治疗做详细的记录，观察患者的功能变化情况，若有问题须及时向上一级康复医师汇报。依照康复计划，本着因地制宜、因陋就简的原则，以康复科或家庭为基地，开展功能锻炼及日常生活能力训练。

8. 及时总结

每 3 个月对康复工作进行一次总结，适时调整方案。在每年 12 月底由康复指导员对所有治疗数据进行统计，对工作进行总结并制订下一年度工作计划，以书面形式向上一级康复网络进行汇报。

（二）评价指标

（1）设置社区康复指导网，按照具体的康复科室对专职（兼职）医务人员进行记录。

（2）对于参与康复治疗的患者进行详细的档案资料记录与收集活动，包括患者的康复计划、治疗方案等。

（3）对于社区内所有康复患者的治疗情况进行综合治理，合理配置有限的医疗资源。

（4）定期抽查患者的康复进度和康复成果。

五、健康教育

向群众进行正确的健康教育是我国医疗保健系统的重要组成部分，因为通过健康教育，能够有计划、有组织地采用健康信息传播的方式帮助对象人群或个体形成正确、科学的健康观念，实践健康的生活方式，减少或者避免暴露于影响身体健康的危险环境中，从而达到提升健康水平的目的。

（一）社区健康教育分类

社区健康教育主要包括以下三方面内容：

1. 一般性健康教育

提升对象群体或个体对基础健康知识的掌握程度，及时纠正错误的健康观念。

2. 特殊健康教育内容

为特殊人群或个体提供与他们身体情况相关的健康知识普及服务。

3. 卫生管理法规的教育

增加人们对于与医疗相关的法律法规的了解，逐步培养人们遵守相关法律法规的自觉性。另外，城市和农村在进行卫生管理法规教育方面的侧重点存在差异。

（二）健康教育的基本特征

1. 健康教育分为三个过程

实施健康教育主要划分为计划、实践、评估三个核心环节，主要依赖健康信息传播这一方式对于对象群体或个性的健康观念、生活方式和行为采取干预措施。

（1）系统地制订健康教育计划。不同社区均存在不同的群体特征，所以能够取得良好教育效果的教育方式也不尽相同，因此，社会必须在全面了解社区居民的群体特征和健康需求的基础上进行有针对性的、有计划的健康教育。例如，在一些年轻人居住占比较高的社区，可以采用年轻人经常使用的公众号、小程序、短视频等社交媒体方式进行健康知识教育，这样不仅增加了信息传播的效率和趣味性，也大大提升了年轻人的参与度。但是，这一方式不适用于老年人居住占比较高的社区，反而是线下讲座、论坛、义诊等活动更能吸引老年人参与。

（2）贯彻和落实健康教育计划。在实践中，不可避免地会遇到计划中没有涉及的问题和情况，社区要灵活应对，及时在健康教育宗旨的指导下，结合实际情况，实事求是地对计划做出调整。

（3）收集对象群体和个体对于社区的健康教育工作作出客观、详细的评价，提出宝贵建议。正确和及时的反馈是促使社区进行更加完备的、更加符合群体健康需求的重要方向指引，通过客观的评价结果使社区有针对性地弥补自身的不足，还能间接地洞察到作用对象的真正需求，推动之后的社区健康工作更加高效和人性化。

2. 医务人员是实施健康教育的主体

健康教育的作用对象十分广泛，健康需求丰富多样，再加上医院中负责健康教育的专职人员数量十分有限，所以医务人员实施健康教育的难度非常高。为了有效推动健康教育的普及，需要医院中各个业务科室都将健康教育纳入自己科室的工作范围，将健康教育融入日常工作中。

3. 重点人群（包括高危人群）健康教育

社区在开展健康教育工作时，对于教育对象，要划分重点人群和次要人群。重点人群是指那些患有特定疾病、处于特定年龄阶段，存在特定健康需求的人群，例如，艾滋病患者、心脏病患者、残疾人、糖尿病患者等。划分完重点人群，社区就根据对应群体的健康需求，以及该群体广泛存在的错误观念进行正确的健康知识教育。

（三）考核方法与要求

1. 考核方法

可通过多样化的考核方法直接或间接地做出考核评价：①听取简报汇报，具有逻辑性强、总结性强、简练的特点；②实际查看，具有真实性强、细节性强的特点；③问卷调查，调查结果详细且具有针对性；④访谈活动，人性化程度高。

2. 具体要求

（1）设置专门性的健康教育业务科室。当前，很多医院将健康教育的相关工作纳入医院办公室或者保健科室，没有设置专门负责健康教育工作的人员，从而导致健康教育的相关工作并没有得到广泛推行，也没有取得较为明显的实质性成果。因此，设置专门性的健康教育科室，就能够系统地、有计划地、有针对性地组织和协调社区健康教育工作的展开，及时地给予正确的指导性意见。另外，该科室的设置也会使整个医疗体系内的健康教育工作更加专业化、组织化，真正推动正确的健康知识广泛普及。

（2）为了确保健康教育工作的正常、正确开展，必须建设一个完善的医院健康教育组织管理和网络，正确设置相关的组织机构模式和考核评价体系，避免工作陷入混乱的局面。还需要设置一整套透明的医院健康教育工作制度，落实和公示具体的工作流程、工作职责、奖惩措施等。

（四）反应性评价

家庭医生服务反应性的构成：

1. 对人的尊重方面

（1）尊严——隐私保护（一人一诊一室）。

（2）自主性——自己有权决定治疗方案。

（3）保密性——谈话的保密。

2. 以患者为中心

（1）患者应得到及时治疗。

（2）治疗过程患者应得到社会支持。

（3）基本环境设施应该舒适整洁。

（4）患者可以自主选择卫生机构和卫生服务提供者。

（五）信任度指标

1. 你所感知的医疗质量的内容

（1）患者与医生的人际交流顺畅。

（2）医院的硬件环境是好的。

（3）医生的诊疗水平是好的。

（4）医院的管理水平是好的。

2. 你认同下列描述的程度

（1）我对这家医院总体上是满意的。

（2）我感觉来这家医院就诊是不错的。

（3）我对在医院接受的医疗服务很满意。

（4）我对已经尽最大努力所达到的治疗效果感觉满意。

3. 你认同下列描述的程度

（1）我对医院医生们的技术能力是信任的。

（2）我对医院总体是信任的。

第四节　家庭医生签约服务绩效评价细则

一、指导思想

为全面贯彻落实《上海市社区卫生服务综合改革实施意见（试行）》的精神，及时转变服务模式及服务理念，全面提升本社区卫生服务中心工作质量数量和社会满意度。严格控制运行成本，确保实现收支平衡，保障员工基本收入和福利待遇，规范内部分配行为，完善按劳分配、效率优先、兼顾公平、富有激励的分配制度。

二、基本原则

遵循公开、公平、可操作、可持续原则。采用集中与日常考核相结合、科室与院部考核相结合的方式，体现公共卫生和基本医疗并重的原则。遵循院、科二级考核原则。日常考核以科室为主，要建立以服务数量、服务质量、工作效率与职业道德等为综合指标的业务考核体系。

考核与职工分配挂钩，体现按绩按劳分配原则。把工作业绩、质量和考核紧密挂钩，要向业绩优、贡献大、效率高、风险大的岗位倾斜。

分配总额控制，确保收支平衡，内部分配适当拉开差距，避免平均主义，形成良性的激励机制。引入第三方评估机制，由社管科组织院外有关人员对家庭医生制服务工作进行第三方考评。年终第三方评估成绩与全年绩效分配挂钩。

三、考核要求

考核标准按照卫生局统一制订的考核内容和具体标准，分类别对应于各部门各科室。

各科组根据工作内容、要求和规范标准，依据卫生局考核标准基本办法的相关规定，结合科室实际，制订科组日常考核办法，报院部审核备案。

科组成员由各科组长考核，考核要体现公正、公平，扣分要有具体的内容和标准，不能出现考核分人人相同的情况，否则，扣科组长的考核分。科组长由院部考核。

科组考核内容要体现科组成员在日常工作中的质量、效率、遵守规章制度和诊疗规范、服务态度、服从工作安排、工作积极性、完成工作的及时性和真实性等内容。其他相关内容可根据具体情况由科组自查。院部根据各科室综合量化指标及考核情况制订分配管理办法。

四、绩效考核奖实施细则

中心绩效分配主要划分为基本医疗绩效分配和公共卫生绩效分配两部分进行考核评估，具体由中心职能科室（社区管理科、医务科）及专业条线对社区卫生服务中心工作进行月度考核、季度点评、年终汇总、年度考核。

（一）实施总体细则

1. 基本医疗月常规工作积分：100 分

完成中心基本医疗和社管科规定的家庭制服务数量。

2. 公共卫生月常规工作积分：100 分

在完成规定服务数量的同时，服务质量考评由条线质控（医务科质控、精防条线、肿瘤条线、心脑条线、糖尿病条线和全职医生、考评小组人员），按区卫生局和区社管科制定工作标准进行综合评价。

3. 第三方评估分：100 分

引入第三方评估机制，由社管科组织有关人员以月为时间单位对工作进行第三方考评，考评方式为门诊患者 20 名、住院患者 20 名和团队服务对象（残疾人、80 岁以上老人、慢性病管理对象、老干部等）30 名的数量对服务的满意度进行评价，以百分计算进行评价得分。

4. 季度点评

在考核评估过程中如发现问题应及时向社区管理科反馈整改。

5. 加分项目

除常规工作外，基本医疗绩效分配增长比例按每月同期增长比例计算。公共卫生（家庭医生制）绩效分配按参加服务项目形式嘉奖，以每完成一项目 5 分为累计单位。开展课题等项目者按负责、参与不同以年度加分 20 分、10 分计算。

考分权重：基本医疗月常规工作积分、公共卫生月常规工作积分、第三方评估分按 4∶4∶2 比例加权。

年度考核结合卫生局考核结果与职工基本医疗和公共卫生绩效分配总量挂钩。以各条线年区得分的平均值为分界线，平均分以上取正分值，平均分以下取负分值，然后计算绩效分配额度。

（二）具体细则

1. 基本医疗部分

（1）总额确定：年度可分配奖金总额的 50%~60% 按月分摊并参照预算执行进度。公式如下：

$$总额/12 个月 × 当月预算完成率 = 当月奖金总额$$

$$当月预算完成率 = 当月预算外收入 /（年度预算外收入 /12）× 100\%$$

（2）额定基本系数：基本系数 =（基础系数 + 修正系数）× 岗位系数。如表 8-1~表 8-3 所示。

表 8-1　职称系数

副高级	中级	士(员)级	无职称	后勤
1.6	1.4	1.2	1.0	0.8

表 8-2　职务系数

行政正职	副职	行政条线	科主任	科副主任
2.4	2.2	1.8	1.5	1.3

注：副职：副书记副院长；行政条线：办公室主任、医务科长；科主任：中层正职；科副主任：中层副职。职称系数、职务系数两者只享受一项，本着就高不就低的原则。

表 8-3　岗位系数

科室	行政、财务	卫防	医生	药政、医技、护士 （预检、护理院护士为 1）	后勤
岗位系数	1	1.05	1.15	1.10	0.9

（3）相关考核参数（考核变量）。

工作量参数：

工作量＝（当月实际工作量/工作量核定指标＋当月工作量指标/部门平均工作量指标）/2

药品构成比参数：

药品构成比参数＝1－（当月药品构成比－药品构成比指标）

凡未涉及相关考核的科室人员，以上两项参数均设为1。

（4）当月考核系数。

当月考核系数＝基本系数×相关考核参数

说明：精确到小数点后2位。

月度绩效奖测算：

科室月度绩效奖＝当月奖金总额/当月考核系数总和×科室当月考核系数和

科室二级分配原则：月奖测算到科室后须经过科室考核再分配到个人。具体办法为：

个人月度绩效奖＝科室当月奖金总额/科室当月考核系数和×个人当月考核系数×

个人当月综合考核分×个人当月工作日参数＋科室当月奖金分配余额/

科室内个人当月综合考核分总和×个人当月综合考核分

注：个人当月工作日参数＝个人当月实际工作日/当月应工作日

（5）考核单元。考核单元分为：病房护理部、门诊医生组（包括内外、妇、儿、中医、口腔、全科）、医技组（包括检验、B超、心电图、放射科、工作量分别额定）、药政组（包括门诊药房和药库）、卫防组、财务科（包括财务、收款室、出入院处）、行政组、后勤组。

（6）卫防科月奖发放调整办法。由于卫防科的工作性质，其工作量在目前条件下无法量化考核，故对卫防科的月奖发放作适当调整，具体办法为：按以上办法测算后按80%发放，预留20%。待年终考核（或半年考核，具体根据卫生局考核安排）后再行发放。测算公式为：

个人月奖余额×（条线考核分/防病考核分）

2. 公共卫生部分

全科团队绩效以服务量、服务质量和居民满意度为考核依据，实行团队绩效考核。原则上每位家庭医生管理 2500 名社区居民，村区 2000 名社区居民，每位家庭健康助理协助家庭医生管理 800~1200 名居民。团队绩效可分配总量控制在总服务人口公共卫生经费 50%~60%。

（三） 年度绩效考核奖

年度奖金总额的余额作为年度绩效考核奖发放，根据患者满意度、个人年度考核结果发放。具体办法为：中心每季度对每科室测患者满意度一次，年底汇总并参照卫生局对中心测评的满意度得出总满意度。职工年度绩效考核应发数为：年度绩效考核奖×职工所属科室的患者满意度。然后再根据个人年度考核结果发放：合格的 100% 发放，基本合格的 50% 发放；不合格的不得奖。原则上年度绩效考核奖的 80% 按实发放，20% 按基本系数发放。病事假按规定扣除。

第五节 我国家庭医生签约服务绩效评价指标体系构建

家庭医生签约服务是我国医药卫生体制改革的一项重要任务。截至 2020 年，我国家庭医生签约服务制度建设已经基本全面普及❶。2018 年，我国已经组建了 38.2 万个家庭医生团队，家庭医生签约服务已经覆盖到了 3.2 亿需要医疗的重点人群，整体来看，覆盖率高达 71.32%。但是，在大面积覆盖的同时，人们也发现有很多签约是虚假的，还有很多签约之后不履约的情况。调查发现，2019 年，家庭医生签约服务的使用率只有 6.9%，之所以使用率非常低，主要是因为：首先，基层医疗卫生机构没有提供适应性、针对性非常强的家庭医生签约服务，居民无法从家庭医生签约服务中获得较高的服务质量，服务体验不佳；其次，很多提供家庭医生签约服务的基层医疗卫生机构缺乏人才，机构本身任务量庞大，而且工作人员的待遇普遍较低，在这种情况下，工作人员积极性不高。除此之外，基层医疗卫生机构的设施建设不完善，居民对家庭医生没有形成较为全面的认知。这些都是家庭医生签约服务利用率低下的原因。虽然我国已经在全国范围内

---

❶ 徐书贤. 家庭医生：要"签而有约"［J］. 中国医院院长，2018，14（1）；26-27.

推进家庭医生签约服务工作，但是，我国并没有从整体上系统地构建出家庭医生签约服务工作的绩效评价指标体系。目前，社区卫生服务绩效考核制度存在不足之处，很多绩效考核指标的确定都比较僵化、生硬，不能充分地调动医务人员的主动性和积极性。在社区不断进行卫生服务改革、服务方式创新的过程中，可以发现社区卫生服务中心制订的管理方案不适合家庭医生考核的需要。所以，未来我国应该重点针对家庭医生签约服务绩效评价体系建设进行研究。

一、绩效考核指标体系的构建

（一）评价指标池的建立

利用文献研究法，主要基于政府政策文件、中国知网、万方、维普等中文数据库等文献资料进行分析，将与家庭医生绩效考核有关的指标收集起来，并利用集体访谈法和关键知情者访谈，构建了指标体系的理论框架和候选指标，具体指标见绩效考核内容。

（二）指标体系构建

家庭医生签约服务绩效评价指标体系。家庭医生签约服务绩效评价指标体系涉及的一级指标有 3 个，分别是结构质量指标、结果质量指标及过程质量指标；涉及的二级指标有 10 个，分别是团队规制指标、人才队伍指标、签约服务指标、团队培训指标、基本医疗指标、信息系统指标、基本公共卫生指标、医疗费用指标、服务质量指标以及管理质量指标。除此之外，它还设置了 59 个更为详细的三级指标。本研究在进行家庭医生签约服务绩效评价指标体系建设时，综合考虑了理论内容和实践内容，最终建设出来的体系既包括服务基础和过程，又涉及服务效果，可以说体系非常全面、系统❶。

（三）权重确定的科学性

权重系数是指一个指标在其所在体系中的重要程度。如果其他指标保持不

---

❶ 孙彩霞，司驷骏，蒋锋，等. 我国家庭医生签约服务绩效评价体系构建研究 [J]. 中国全科医学，2021，24（34）：4378-4385.

变，那么该指标在变化之后，它在体系中的权重系数也会发生变化。确定权重系数时可以使用专家咨询法、秩和比法、AHP 等，这些方法有的是主观赋权法，有的是客观赋权法。在具体研究中，如果只使用一种赋权法，那么最终得到的权重系数就可能存在偏差。所以，本研究综合运用了专家咨询法和 AHP，从而避免主观判断导致的误差过大问题。最终，本研究得到了以下权重结果：一级指标中最重要的是结构质量指标，其次是过程质量指标、结构质量指标；二级指标中最重要的三个指标分别是服务质量指标、基本公共卫生指标及管理质量指标；三级指标中最重要的三个指标分别是传染病疫情报告及时率指标、签约居民满意度评估指标、老年人健康管理率指标。在对家庭医生签约服务绩效进行评价时，需要意识到评价是整体的、持续的，评价指标之间会相互影响。例如，一级指标中，结构质量指标中的全科人才培养会对过程质量指标产生直接影响，在影响过程质量指标的情况下，结构质量指标又会间接地对最终的结果质量指标产生影响。二级指标中之所以服务质量、管理质量非常重要，是因为这两个指标可以直接对服务水平进行直观考评。除此之外，我国尚处于向重点人群推广家庭医生签约服务阶段，人们对质量会有更多关注。因此，服务质量指标、管理质量指标以及基本公共卫生指标自然而然地会占据更重要的位置。三级指标中相对重要的之所以是传染病疫情报告及时率指标、签约居民满意度评估指标及老年人健康管理率指标，主要是因为：一是当前国家受到了疫情的较大影响；二是国家社会对老年人的健康更加关注。这三个指标的占比真实地显现了目前家庭医生签约服务绩效评价的处境。所以，综合来看，指标体系中各个指标的权重分配情况是相对科学、客观的。

（四）指标体系的试用、评价与完善

1. 指标体系的试用

指标体系构建完毕，社区卫生服务中心要将其运用于试验中，试验的目的是验证指标评价体系是否科学。试验之后需要将获得的数据回收利用，并且运用统计学方式分析数据。

2. 指标体系的评价

（1）指标的信度分析。信度又称可靠性，是指在相同的情况下，对同一事物

重复测量若干次，其结果的相互符合程度。

（2）指标的效度分析。效度是指设定的测量指标或观察结果反映事物的客观真实性和准确性程度❶。效度的好坏取决于指标的定义、内涵和调查设计，其测量方法包括内容效度（Content Validity）、建构效度（Construct Validity）和标准关联效度（Criterion-related Validity）。内容效度指的是测量题项内容对测量设计总体内容的反应程度。通常情况下，会利用专业知识对内容效度进行判断，主要邀请专家评估内容，进行详细的测量题项分析，通过分析，专家判断出内容效度是否涉及了被测量的内容。建构效度指的是实际测量结果和设计者预先构想的量表结构之间的吻合程度。建构效度的评估方法比较多，例如，可以使用探索性因子分析方法或者验证性因子分析方法。此外，还可以借助对区分效度和会聚效度进行综合分析的方式评估建构效度。评估之后，如果获得了比较优秀的区分效度和会聚效度测量结果，则说明建构效度结果也是比较优秀的。标准关联效度需要遵循固定步骤、既定程序，以此来检验标准量表和新量表之间的关联程度，本书不予介绍。对于绩效考核指标的效度校验，一般采用内容效度。

3. 指标体系的完善

即在指标体系信度和效度评价的基础上，对指标考核体系进行进一步修改完善。

（五）绩效考核的程序与方法

各个基层卫生机构在开展工作人员绩效考核过程中都先建立了绩效考核小组，考核小组成立之后，需要先明确考核细则、标准、时间、内容等事项。与此同时，还应该专门派人调查服务数量。如果基层卫生机构所在地区信息化建设完成程度比较高，那么考核小组可以直接利用电脑统计数据报表、分析数据，也可以借助互联网查收各项数据统计结果。

考核小组使用的是质量指标扣分制，会事先明确哪些事项是扣分项目，如果工作人员工作中出现了需要扣分的考核项目，那么在满分的基础上减去考核时相对应

---

❶ 李泽，王松林，赵静，等. 基于 CiteSpace 的中国家庭医生签约服务研究热点和趋势分析 [J]. 中国全科医学，2019，22（22）：2675-2680.

的扣分数值。在考核社区居民满意程度的时候，可以从就诊患者中随机选择一部分填写满意度调查问卷。考核小组成员在考核过程中，需要明确分工，也需要联系社区卫生服务机构负责人核实相关事项，以此保证获得的数据是准确的、真实的。

考核小组需要收集各个社区卫生服务机构的数据，并且将收集的数据和标准数据进行对比，最终以书面形式形成考核结果。

（六）绩效考核的社会监督

绩效考核是否能够得到管理者的认可至关重要。所以，各卫生基层机构需要建立绩效考核监督系统以及绩效考核约束机制，其作用是监督考察者及被考察者的行为，既对绩效考核进行监督，同时也有利于组织及时发现员工工作中的失误之处并进行纠正。与绩效管理相关的部门需要建立公开的家庭医生签约服务反馈评价体系，邀请签约家庭医生签约服务的居民进行评价，为居民提供表达意见的监督渠道。反馈评价体系的建设能够真实地反映出家庭医生团队的服务水平，相关部门也可以把反馈评价当作考核家庭医生团队的指标。因此，要求有关绩效管理部门认真履行自身职责，建立合理可靠的家庭医生签约绩效考核监督机制，切实做好家庭医生绩效考核监督工作。

问卷发放及问卷收集需要做到公平有效。与此同时，问卷调查还要积极呼吁号召工作人员参与，这样获得的信息才是准确的。首先，对被考评者日常工作情况比较熟悉的工作人员应该参与评价；其次，如果以抽样的方式进行测评，那么必须保证是随机抽样；再次，问卷调查需要使用匿名的方式，也要注重纸张、填写用笔的一致性，在收集测评表的时候，应该先将测评表统一收集在一个箱子里，避免人为地记录调查问卷的顺序，只有这样才能真正确保测评的匿名性，使评价者毫无顾虑地反映自己的意见；最后，调查问卷收集完毕，需要多部门工作人员对其共同统计，保证统计结果的公正公平。

最终考评结果出炉之后应该在社区以及机构内部公示，如果医务人员对最终的反馈结果存在不同意见，允许医务人员做出解释，也要为医护人员提供渠道进行申诉，重新对评价结果进行复议。提供合理畅通的申诉渠道能保证绩效考核的公正性，也能消除医务工作者的考核疑虑和负面情绪，允许他们表达自己的意见，加强他们的工作认可程度和满足感。考核结果的公式也在一定程度上显示和代表了考核过程的公正、公开、透明，避免了考核人员舞弊现象的出现。

最终的信息分析应该科学合理。如果绩效考评只给出成绩的高低排名，那么绩效考评就是失败的。绩效考评的重点是在分析数据的时候，挖掘数据背后的深层次信息。例如，在考核过程中，应该对被考核者进行整体分析，指出被考核者存在哪些优势和不足之处，除此之外，还可以将被考评者今年的数据和过往的数据进行对比，判断被考核者的发展状况，也可以将同一数据进行横向对比，判断被考核者和其他被考核者之间的不同，以此督促被考核者不断地进行自我提升。

二、构建我国家庭医生签约服务绩效评价指标体系的意义

分级诊疗模式需要先在社区进行诊治，如果发现病情比较严重，则立即转移到大医院，患者治疗之后依旧要回到社区进行后续的治疗和康复训练。分级诊疗模式是医药卫生体制创新改革之后创造出来的一种就医制度，这种制度实现了资源的合理运用，在一定程度上解决了看病难的问题❶。分级治疗模式想要取得良好的成效，则需要基层医疗机构提升自身的服务能力。所以，家庭医生制度至关重要，它直接影响基层医疗卫生机构的服务能力。但是，基层医疗机构在推行家庭医生制度时面临很多困难，该制度如何更好地适应我国国情是当下亟须处理的问题。目前，研究者致力于构建出适合我国国情的家庭医生制度，并且在此基础上形成与家庭医生制度有关的评价指标体系。我国台湾地区目前构建出了相对成熟的家庭医生制度，并且设计出了较为完善的与家庭医生签约服务配备的绩效评价体系。我国台湾地区使用的指标体系中对指标进行了详细的划分。具体来讲，涉及的指标有医生工作量相对值、医生的职业成本相对值、医疗项目临床需要运用的医生成本、医疗资源成本❷。这些指标要求临床质量达到较高的水平。我国台湾地区的家庭医生制度和英国、美国等发达国家的制度存在不同之处。英国、美国基本实现了家庭医生的全面普及，所以，它们的指标体系中并没有罗列出过于详细的签约服务条目。

---

❶ 张洪波，王杰萍，佟秀梅，等. 分级诊疗背景下三级医院与社区协作慢病管理分析[J]. 解放军医院管理杂志，2019，26（9）：815-817.

❷ 张培林，颜维华，高小玲，等. 我国台湾地区 RBRVS 实践路径及其政策启示 [J]. 卫生经济研究，2020，37（1）：28-32.

相比于其他国家或者地区，我国家庭医生签约服务的提供相对较晚，虽然目前已经确定了家庭医生签约服务的功能、具体流程，但是，在其他方面该服务仍然处于初级探索阶段，我们无法完全模仿西方国家的指标体系。西方国家指标体系中确定下来的指标和我国国情是不相符的，在这种情况下，我国需要从现实状况出发设计出适合我国人民群众需要的家庭医生签约服务体系。家庭医生签约可以避免到医院承受过多的病患数量压力，也有助于居民降低诊疗费用。

第六节　我国家庭医生签约服务绩效及影响因素

一、我国家庭医生签约服务绩效

在国务院医改办下发《关于推进家庭医生签约服务的指导意见》之后，我国开始在全国范围内推进家庭医生签约服务。随着该服务的推进，国家和地方政府开始在此基础上构建评价考核指标体系。家庭医生签约服务评价考核指标体系可以定期考核家庭医生团队的工作效果、工作状况，它的出现保障了家庭医生签约服务在我国的全面持续推广。考核通常是从上到下分级别地进行。例如，区县的卫生健康部门需要考核基层医疗卫生机构，基层医疗卫生机构需要考核具体的家庭医生签约团队，团队又要负责个人家庭医生的工作情况考核。考核主要关注的是家庭医生是否履行了服务协议中的相关规定，是否获得了患者较大程度的满意，是否达到了协议所要求的服务质量。

实施效果会受到绩效激励措施的直接影响。研究表明，基本公共卫生服务项目在实施过程中，如果使用激励手段将会获得更好的实施效果。国家在实行财政分权政策并且建立卫生问责机制之后，公共卫生服务项目已经在基层得到了更好的实施❶。但是，对基层公共卫生服务项目的考察、监督、评价没有及时跟上，不同地区之间没有形成统一的考核机制或者监督机制。考核机制、监督机制的不

---

❶ 浦雪，耿书培，曹志辉，等. 国家基本公共卫生服务项目实施效果研究 [J]. 卫生经济研究，2018（3）：17-20.

到位导致很多问题无法得到惩治，很多优秀的工作人员没有得到奖励。针对这种情况，各个地区可以建立线上的基本公共卫生服务项目监督管理平台，并且要求基层公共卫生服务机构定期上传家庭医生签约工作的效果。与此同时，各地区还应该成立小组检查各个基层机构上传的工作实施效果。除外，国家也应该根据家庭医生签约工作的实际效果拨付基本公共卫生服务项目经费，当服务项目经费和工作绩效挂钩时，基层开展家庭医生签约工作将会有更大的动力。各地区也可以引入第三方机构对基本公共卫生服务项目的实施进行监督和评价。上海及重庆等地在引入第三方评估机构之后，发现本地区的基本公共卫生服务效果有了明显提升，第三方机构的引入可以使监督及评估更加公正客观，而且第三方机构是专门负责监督和评价的机构，它们可以更快地发现问题，更好地规范基本公共卫生服务项目的实施。

二、我国家庭医生签约服务绩效影响因素

（一）卫生人力资源

签约服务绩效最终效果如何受到全科医生人数的直接影响，所以，想要保证家庭医生签约服务的顺利实施必须培养更多的全科医生。基层医疗机构在开始家庭医生签约服务之后，将要面临更大的工作数量，而且想要在签约之后真正履约，基层卫生人员必须和患者建立有效联系，积极诊疗和管理。所以，基层医疗卫生机构必须有足够数量的人才支持，尤其是需要全科医生的支持。在培养全科医生时，首先注重基层医疗卫生体系的建设，持续地为全科医生提供规范化的专业培训。同时，为全科医生提供继续进行医学教育的机会。此外，社会也应该给予家庭医生足够的尊重，这样才能提高其职业吸引力，建设更强的医生队伍。

（二）60岁及以上人口占比

签约服务绩效受到60岁以上人口数量比例的直接影响，如果60岁以上人口占比比较大，并且签约服务绩效的效果比较好，这说明在老年人服务方面家庭医生履约情况非常好。但是，这一结果也可能会受到老年人本身就医喜好的影响，比如，老年人喜欢在离家比较近的社区医院就诊。此外，国家基本公共卫生服务

也特别关照老年人，严格监督了签约过程中老年签约对象的预约情况。儿童占比情况和 60 岁以上老年人占比情况完全相反。在 0~6 岁儿童占比比较大的情况下，签约服务绩效效果反而比较低，这表明基本公共卫生服务项目在中青年阶段的履约情况比较差，这种情况的产生与中青年本身的就医特点有关系。通常情况下，中青年不会轻易患病，所以，不会过多接触社区医院。还因为父母相对重视儿童的身体健康，而社区医院无法提供更为全面的儿童专科医生。所以，儿童患病父母都会选择到大医院进行就诊，最终的履约情况相对不尽如人意。面对中青年履约情况较差的问题，社区卫生服务机构可以依托互联网技术构建智慧 App，以 App 为载体，加强和社区内已经签约的中青年居民之间的联系活动，以此提升中青年签约之后的履约率。社区也要站在年轻人的角度分析年轻人有哪些卫生服务需求。比如，基层卫生服务机构可以根据中青年的工作时间、休息时间规律提供适合中青年的健康服务。

（三）人口地理因素

地理原因、人口原因也会导致家庭医生签约服务的绩效有所不同，各地区在推行家庭医生签约服务时需要因地制宜考虑本地区的实际情况，颁布适合的对策。例如，山区人口较少，家庭医生在提供上门服务时，需要耗费较多的时间和工作精力。在这种情况下，各地区就应该将医务人员更多地向山区倾斜，同时给予在山区提供家庭医生服务的工作人员更多补助，比如交通补助、餐费补助、住房补助等。

分析国际上其他国家推广全科医生制度的经验，我们发现英国的全科医生签约制度较为完善。英国在开展家庭医生签约制度之前就为签约工作的开展配备了足够数量的高水平的全科医生，并且建立了非常严格和科学的转诊制度❶。但是，我国的现实情况是高水平全科医生数量不足，也没有构建出完善的分级诊疗制度、转诊制度。所以，从实际情况来看，我国的家庭医生签约服务还只停留在起步阶段，后续的发展需要配合科学的绩效考核体系，同时颁布更多的激励政策，只有这样才能更好地推动家庭医生签约服务的全覆盖。

---

❶ 耿书培，浦雪，曹志辉，等. 国家基本公共卫生服务实施效果及影响因素研究［J］. 中国全科医学，2018，21（1）：18-23.

第九章 家庭医生签约服务质量提升策略

第一节 提升技术保障，科学健身服务平台

互联网与家庭医生相结合，在一定程度上反映出的是新技术参与到医疗体制改革中的结果，政府、市场与技术三方面共同配合，实现了医疗资源更加合理的分配，人民对健康医疗需要更加满足的目标。在家庭医生领域，互联网主要以三种模式参与：第一，通过新技术提供智能化医疗服务，并以此为基础达到优质医疗资源再分配、基层医疗服务流程再造等优化目的；第二，开发更便捷、有效的线上平台，以健康医疗大数据为基础实现人民健康与公共卫生管理；第三，在传统模式下，应用信息管理系统，有助于家庭医生团队管理效率的明显提升。

一、互联网+基本医疗卫生服务

家庭医生应当具备根据患者情况（病历、体征等）开具必要检查单的能力[1]。不过，家庭医生并不需要对严重的疾病甚至疑难杂症进行诊断，只需帮助居民初步、及时判断病情，并根据需要帮助居民转诊即可。互联网技术的应用有助于家庭医生提升自身的业务基础，更好地对患者进行诊断和治疗，为患者提供更加优质的基本医疗服务。此外，还可以编写常见病的诊断逻辑，并在有需要的时候给出一定的建议，为家庭医生的工作提供便利。

互联网技术与基本医疗服务领域的结合创新了服务模式，新技术的加入使传

---

[1] 上海市医学会全科医学分会. 家庭健康的守护人：全科医生 [M]. 上海：上海科学技术出版社，2017：68-69.

统模式获得了极大的突破，其中，在家庭医生服务模式中应用互联网技术可以追溯到 2010 年。北京市方庄社区卫生服务中心是北京市家庭医生式服务的首批试点单位之一，该社区构建的"智慧家庭医生优化协同模式（Itelligent Family doctors Optimized Coordination，IFOC）"开创了北京市先河，这一模式充分体现了互联网技术与智慧家庭医生模式的协同一体化服务。在 IFOC 模式下，家庭医生和居民可以自愿签订协议，家庭医生以居民的健康需要为前提，以互联网、电子数据为依托，开展协同一体化的家庭医生服务。通过这一新模式，居民可以获得高效、价廉的医疗服务，医疗资源也可以得到优化整合，从而发挥出最大的效率。

二、互联网+健康管理模式

居民在家庭医生和自我健康管理中，也可以借助具有高科技技术含量的可穿戴设备。可穿戴设备是一种互联网设备，包括智能手表、手环和 VR 设备等，它的特点就是科技含量高、便于携带、高效准确，同时可以为居民提供实时的监测数据和相关建议。由于可穿戴设备在检测个人健康、采集个人数据时是不间断的，所采集的数据范围更广、参考性更强，能够更加全面地反映出个人健康情况，并根据数据的波动范围与趋势及时发现潜在问题。所检测到的数据会上传网络云端，并被细致分析，分析结果和医生的建议都将回传并反馈给居民。在慢性病检测与治疗方面，智能化慢性病管理系统有所建树，它以医疗大数据为基础，通过手机 App 等交互平台及社区卫生机构等的系统信息，与通信系统建立有效对接，不断对管理平台进行优化，使居民完全可以实现健康管理的移动终端化。高科技智能平台对家庭医生大有帮助，家庭医生可以通过智能平台了解患者的既往病史，为其提供必要的诊疗服务，还可以通过平台信息关注区域居民的健康变化趋势，从而有针对性地提出建议、发布预警。总之，互联网与家庭医生的结合使得医疗服务更加便捷、高效。

三、互联网+家庭医生团队管理

在传统模式中，对于家庭医生团队的管理、考核与奖惩仅依靠纸质化记录和管理者的主观判断。医学决策支持系统（Medical Decision Support System，MDSS）的出现改变了这一模式，该系统运用计算机技术为家庭医生领域提供医学决策支持，现阶段，MDSS 既可以为医生诊断提供一些建议，还可以帮助医院管理层做出合理的决策。此外，我国零氪科技开发的 HUBBLE 辅助决策系统中，还专门设有服务于医院管理层的模块，其中含有医院运营的详细数据，是科学管理的有效支撑。国外还有很多类似的系统，比如美国的 ZynxHealth 系统、临床药学管理服务 MINDS 等❶，这些系统对于提升家庭医生的水平与效率有很大帮助。

家庭医生管理平台的目标是帮助家庭医生更好地履行职责，主要包括两方面：预算管理和绩效管理。其中，家庭医生团队服务管理信息系统能够明显提升管理效率。该系统能够统计家庭医生各方面的工作量，对家庭医生团队成员的工作数据进行分析，客观、真实、全面地反映出每一个成员的绩效水平。利用智能化家庭医生团队管理系统进行管理有很多优势，它大大提升了家庭医生团队的管理和考核的效率及质量，为家庭医生减少了很多复杂、琐碎的任务，使家庭医生能够全身心投入医疗卫生工作中。此外，由于计算机系统是客观且标准化的，它能根据收集的服务数量自动进行考核并生成分值，既科学有效又公平公正，能够充分激发家庭医生的工作热情，保障了签约服务的顺利进行。

四、互联网+远程医疗技术

远程医疗是一项新的医疗服务，它是指在现代通信、计算机、互联网等技术的帮助下，医护人员远程采集、处理、存储、传输各类医学信息，从而打破时空局限，为更广泛的人群提供服务。远程医疗在医生与患者之间搭建了一座桥梁，使患者在原地就可以与远方的医生进行联系，接受医生的会诊与指导，医生甚至还可以通过视频的方式对患者进行初步治疗。

远程医疗也是家庭医生服务的有力支撑。远程医疗技术在家庭医生签约服务中的重要价值有：第一，远程医疗使医疗资源得到更加平衡的配置，减少地区之间的不平衡状况，使边远、贫穷等交通不便地区的患者足不出户就能获得优质医疗，而不必跋山涉水去看病；第二，由于远程医疗省去了路程，这大大缩短了患

---

❶ 张新平，胡明. 家庭医生签约药学服务清单研究 [M]. 武汉：华中科技大学出版社，2020：68-70.

者从发生疾病到就诊的时间，使患者能够更加及时地接受诊治；第三，远程医疗的应用省去了患者前去就诊或医生出诊的时间和经济成本，从而降低了医疗费用；第四，对于老年人、慢性病患者等高发病人群，远程医疗可实行全面、实时的监护，在一定程度上提升了患者的生活质量；第五，患者除了身体上的病痛外，在心理上也会出现一定的焦虑和恐惧，利用远程医疗，患者可以待在自己熟悉的环境中接受治疗和监护，这大大减小了患者的心理压力，安抚了患者的内心，有利于患者更好地康复；第六，远程医疗除对患者有以上好处外，对偏远地区的医护人员提升业务能力也有极大的帮助，同时，通过远程医疗教育还能为更多人普及医学知识。

第二节 完善配套政策制度，优化人才培养计划

一、加强顶层设计，完善政策体系

政府应当不断加强家庭医生领域的制度建设，推动其稳定发展。首先，完善家庭医生制度体系，使之在政策和法律法规的基础上充分发挥导向作用，可持续性实施。其次，通过建立健全家庭医生管理制度来转变模式，从而提升家庭医生服务水平。政策是发展的基础，家庭医生制度发展到今天，每一个阶段都有政策的指引与保障。但是，对于政策的实用性和实施阶段的连续性，仍然需要给予高度重视。家庭医生政策体系的完善与调整应从市场和居民的实际需求出发，并且颁布和实施政策都应当灵活、动态，而非一成不变，要根据实际情况随时调整，从而充分发挥出政策的巨大作用。此外，很多发达国家的家庭医生培养、管理体系较为成熟，家庭医生服务能力的考核和监督机制也相对完善，对此，我们应多学多看，积极借鉴其先进经验，取其精华为己所用。

二、加大政府投入，完善经费管理机制

经费对于一个领域的发展而言十分重要。家庭医生制度的调整与完善、家庭医生服务能力的提升与服务积极性都离不开政府的经费投入。因此，各级政府及

相关部门应明确将这一部分资金归于专门的公共卫生服务经费中。同时，还应制定相应的经费标准，方便各级部门参考。应吸取家庭医生服务模式发展较好的国家的经验，做好家庭医生的专业考核、深化支付改革。要充分发挥出家庭医生在预防疾病方面的作用，转变医疗观念，由治已病变为防未病，有效控制居民的医疗支出。最后，需要加强对家庭医生经费支持的力度和稳定性，充分保障家庭医生制度的平稳运行，要坚持以可持续发展的态度建设家庭医生制度，从而实现健康中国的最终目标。

三、健全政府协同机制，实现资源整合

家庭医生制度在发展过程中还面临着不小的挑战，比如如何扩大其影响力，如何提高签约率，如何发挥治"未病"的作用，如何为居民提供更好的医疗卫生服务等。家庭医生制度发展也需要克服重重阻碍，比如各层级医疗机构的配合问题，医疗服务资源的利用率问题等。可见，建立各级政府与医疗机构之间的协调机制十分必要，要努力实现医疗资源的合理配置与使用，努力推广家庭医生制度，具体应做到以下三点：第一，对于基层医疗卫生机构与上级大医院的医疗资源，要充分、合理地整合，这样做能使居民具有畅通的通道转诊。第二，利用先进的计算机、互联网技术建立网络平台，使基层医疗机构与大医院能够实现信息交流与共享，避免重复环节，降低患者、家庭医生和医院的医疗成本，减少资源浪费。第三，对于基层医疗机构的药物种类要及时调整，切不可一成不变，对于常用的基本药物做到应收尽收，使患者在大医院进行治疗后能够在社区卫生服务中心得到后续治疗，而不必频繁往返大医院。总之，健全各级政府与医疗机构之间的协调机制，将在很大程度上提高家庭医生的服务能力。

第三节　健全绩效管理模式，科学建设服务平台

目前，对于家庭医生这一人力资源的管理还没有切实有效的方法，有待于进一步探索，但现在家庭医生管理模式存在许多显而易见的问题，所以笔者根据家庭医生的能力提出了家庭医生管理模式，使家庭医生更有工作动力，提高居民对

家庭医生的满意度，使二者合作更加愉悦。各个地方的家庭医生制度不同，实施情况也千差万别，因此，家庭医生管理模式要从各地实际情况出发进行调整。只有进一步创新管理模式，才能使家庭医生团队的管理水平不断提高。管理家庭医生既要讲究策略，又要注重技能，在"健康中国"发展目标的指导下，朝着优化家庭医生制度、提高家庭医生服务能力这一终极目标进发。改变家庭医生管理模式，要关注家庭医生各个阶段的变化，也要使家庭医生制度持续发展。家庭医生的管理不是一成不变的，而是动态变化的，要随着政策和考核结果的变化而做出相应调整，从而提高管理效率。建立高效的管理制度有助于提高家庭医生工作效率和服务水平。

一、建立科学的家庭医生考核指标体系

建立高效的家庭医生管理体系离不开绩效管理这一重要环节，很多家庭医生对此知之甚少，甚至没有听说过这一概念，他们认为绩效管理就是在监督自己的行为。在建立高效的绩效管理体系之前，应当确保所有家庭医生都能理解这一管理的意义和作用，如果家庭医生不理解，理念落后，那么很有可能会阻碍新的管理模式的实施。对管理模式来说，考核是验证其科学性的重要方式，为了确保考核结果的有效性，考核指标的建立要科学合理。家庭医生管理模式的转变，迫切需要建立科学合理的绩效考核指标体系，绩效考核指标的选择一定要有代表性和制约性。家庭医生考核指标体系重点在于量化，但是过程性的指标也不能忽视。以往设置的家庭医生考核指标大多主观性较强，而且侧重于结果性指标，对服务过程管理和质量完善等方面的指标不够重视，这样得到的考核结果就有失公正和科学，不利于提高家庭医生的服务水平和能力。在家庭医生服务能力基础上选出的指标体系科学性更强，而且易于操作。

二、采用灵活的考核周期

对于家庭医生的考核，不同的考核指标应当对应不同的考核周期。可以按月、按季或按年来设置考核周期，或将一年作为整个循环周期。如家庭医生的教育学习能力考核结果是准确的，那么短时间内家庭医生团队的考核结果也不会有太大变化，所以可以按季考核。若要考核家庭医生的职业道德，可以按年考核，

因为这一能力很难量化，最终的考核结果缺乏说服力，按年度考核可以更全面地体现职业道德的胜任力，考核结果也更具真实性。考核周期的设置需要上层管理者充分了解不同职位及其职责的具体情况。要准确衡量一定条件下的工作量和工作进度，设置合理的考核周期是重要前提，也体现出对考核过程的重视。

三、落实过程监控和沟通反馈

对管理过程进行监控，需要自上而下考察管理过程中的问题。各基层医疗卫生服务机构也要积极配合，上层和下层保持沟通。对一线家庭医生服务人员来说，准确地了解家庭医生制度实施的战略目标是必需的，一线家庭医生也可以将真实的信息反馈给上级部门领导，这样负责管理的工作人员就可以对管理计划进行调整和修改，防止出现漏洞。各基层医疗卫生服务机构和上级部门应该携手制定相关制度，并确保实施有效的监督。不同层级的医疗机构之间也应该保持信息畅通，这样才能真正发挥绩效的辅导作用。保持绩效监控渠道的畅通能够及时了解家庭医生对绩效管理和实施过程的意见和建议，取得更好的绩效考核效果。

家庭医生管理模式转变的过程始终离不开沟通和反馈。管理者和家庭医生保持沟通交流为实施绩效管理提供有力支撑，如果缺少沟通和反馈，那么管理就只是表面工作。制订家庭医生管理计划，需要管理者和医疗机构工作人员及时互通消息，以便于了解家庭医生工作的最新情况，推动管理进化的实施。在这一过程中，上级部门和家庭医生要多交流，了解家庭医生服务情况和计划完成的进度。管理计划不是一成不变的，可以根据需要做出调整。在考核阶段，管理者和家庭医生要及时沟通，会对考核结果的合理性和准确性产生直接影响，也会让家庭医生认可绩效考核的结果。在管理反馈阶段，要提高家庭医生的业务水平和能力，也需要保持沟通并进行相应的辅导。考核结果可以确定对家庭医生实施奖励或惩罚，也可以发现医生工作中的问题，以便提高家庭医生的服务能力。由此可见，高效的绩效沟通反馈模式对于家庭医生管理模式的实施大有裨益。

四、合理应用考核结果

家庭医生管理模式的重点就是绩效考核，能否顺利推进绩效考核，考核结果应用至关重要。只有合理应用考核结果，才能使管理真正发挥作用，提高家庭医生的积极性。根据亚当斯的公平理论，公平的报酬能够激励家庭医生，使其获得满足感。在基层医疗卫生服务机构，报酬公平一方面是指自身获得的工资水平，另一方面是与他人相比时的相对水平。所以，家庭医生会将自身所得的物质、精神收益与自身努力程度和其他人进行比较。家庭医生如果对自身获得的报酬是认可的，那么接下来的工作就会更加积极，更有动力，从而实现提高国民整体健康水平的目标。在应用考核结果时，管理者既要重视物质奖励，也要重视精神激励，二者相结合，并形成完善的制度。考核结果的应用主要体现在以下三个方面。

（一）考核结果与家庭医生的薪酬分配、调整和奖励挂钩

薪酬管理是建立在绩效管理基础上的，要提高家庭医生工作的积极性，从薪酬入手是最直接有效的，薪酬体系只有依据考核结果才能有更强的说服力。绩效考核将家庭医生分为不同的等级，上级部门可以以此为依据确定奖惩。例如，如果某家庭医生连续两年考核都十分优秀，那么基本工资将提高一个档次，能够得到更高级别的奖金；若家庭医生的考核结果为良，奖金则达到了第二档次；而考核成绩较差的家庭医生则没有奖金；如果连续几年的考核结果都比较差，那么家庭医生会被转到其他岗位或重新培训，其间只能得到基本的生活费。

（二）考核结果与家庭医生的职业发展挂钩

对家庭医生的工作情况进行考核，可以知道其服务及个人能力能否胜任服务社区居民的工作。管理者在考核结束后可以马上知道考核结果，对基层医疗卫生服务人员的工作能力有大致的了解，从而对其岗位进行调整，让每个人都能在合适的岗位上发挥自身的才能，这真正地将家庭医生制度落到了实处。从考核结果可以知道家庭医生能否胜任相应的工作，其工作是否合格，也能了解到家庭医生个人素质和能力的变化，在此过程中如果发现某个家庭医生的服务和能力无法满足社区居民的要求，应该调整该家庭医生的岗位和服务地区，以此优化家庭医生制度，保证其顺利运行。家庭医生的绩效考核会直接影响其职位升降、职称评审等，所以在制定考核指标时也要仔细思考这些问题，在专业技术职称评审方面，国家有明确的规定，此外还要加入教育学习能力这一指标。为了在绩效考核结果

和家庭医生职称评审、晋升之间建立更加密切的联系，可以在管理制度中对此做出更具体化的规定，保证每一个细节都有理有据。这相当于在考核和家庭医生职称和晋升之间搭建了一座桥梁，政策明确，制度完善，对家庭医生来说是一种激励，使其不断提高自己的能力。

（三）考核结果与家庭医生培训、学习挂钩

家庭医生参与培训和学习，有助于提高自身服务能力和水平，所以相关培训和学习活动针对性要增强。家庭医生为社区居民提供服务时会面临一些困难和问题，因此家庭医生培训计划的制订应该有针对性地解决这些困难和问题，这样才能切实提高家庭医生的服务能力。家庭医生的考核结果表明家庭医生的个人素质和服务能力，也可以体现出家庭医生学科知识和综合能力结构。因此，在制订家庭医生培训计划时，要突出科学性和系统性，并结合绩效考核结果和地区因素。

总之，为了顺利实施家庭医生管理模式，规范各项制度，确定绩效考核标准，让每个家庭医生都清楚自身的职责。管理模式优良，才能有效提高家庭医生服务能力和水平，从而实现提高国民整体健康水平的目标。

第十章 结论与建议

第一节 主要结论

随着家庭医生签约服务的深入推进，为了调动家庭医生工作的积极性，倡导多劳多得，为社区居民提供更周到的家庭医生服务，提高群众总体健康水平，建立完善的绩效考核指标体系势在必行。

家庭医生签约服务是我国医药卫生体制改革的一项重要任务。目前，我国所有区（县）均开展家庭医生签约服务工作，但现行绩效考核指标难以充分调动医务人员的积极性，因此形成一套科学有效的绩效考核指标体系具有重要意义。医疗机构构建家庭医生签约服务绩效评价指标体系，能够大大推进我国家庭医生签约服务有效运行。

第二节 政策建议

当前，为了提高国民整体健康水平，让人民享有更好的医疗条件，解决人民的看病难题，政府在医疗卫生领域进行了一系列改革，尤其是基层医疗卫生服务的功能正在逐步强化，政府也尝试改变基层医疗服务模式，推进家庭医生服务模式。

从家庭医生政策的实施情况来看，这一政策起到了非常积极的作用，有力地推动了社会建设，也就是把社区各种人力和物力资源整合起来，使基层公共卫生服务更完善，更好地服务于居民，为了管理居民健康，还特别建立了相关组织机构，实现社区的自我管理，而且落实家庭医生政策使社区医生和居民、居民和居民之间的关系更融洽，居民也愿意接受社区组织管理，对社区比以往更加信任，这些都为创建和谐稳定的社区环境奠定了基础，促进了社区良性发展。然而，家庭医生政策虽然能够促进社区建设的发展，但也存在一些问题，比如目前家庭医生人数较少，尚未建立完善的激励机制，所以大多家庭医生工作缺乏动力，每个家庭医生需要服务的居民数量较多，服务水平不高。家庭医生与外部也不能协调配合等。为了实现家庭医生政策长远发展，解决家庭医生政策现存问题，笔者提出如下建议：

第一，家庭医生组织管理模式需要不断优化，同时建立完善的激励机制，对家庭医生进行培训，提高整体服务能力和水平，将家庭医生的工作量控制在合理范围内，为家庭医生的生活提供各种福利和保障，在职称评审方面采用更加科学合理的标准。

第二，与外部建立良好的协调配合关系，从而确保获取更多的卫生药物资源，并从不同渠道获取医疗资源，使社区卫生服务质量更有保障。

第三，社区组建的健康管理小组要加强培训，引导居民自己管理自己的健康，并积极参与公共健康卫生管理，使家庭医生政策真正落到实处，实现内外相互配合。

参考文献

[1] 王思敏，徐伟，崔子丹，等. 美国加利福尼亚州以价值为本的按绩效付费项目及其对我国全科医生绩效考核体系和激励机制的启示 [J]. 中国全科医学，2019，22（13）：19-24.

[2] 黄丽衡. 参与式教学法在康复护理学教学中的实施 [J]. 东方食疗与保健，2016，10（2）：1，3.

[3] 黄义明，彭彬，邹懿. 腹腔镜微创手术在坏疽性胆囊炎患者中的应用及对胆红素的影响 [J]. 医学综述，2016，8（9）：1576-1579.

[4] 何更生. 胆囊结石并胆囊炎患者经腹腔镜微创疗法与开腹手术治疗的临床效果比较探讨 [J]. 世界最新医学信息文摘，2016，7（8）：56-57.

[5] 林伟长，丁真奇，康两奇，等. 前侧入路埋头加压螺钉内固定治疗尺骨冠突前内侧面骨折 10 例 [J]，中国中医骨伤科杂志，2016，24（8）：40-42，45.

[6] 董建利. 尺骨冠状突骨折患者应用肘关节尺前侧切口空心钉内固定治疗的临床效果 [J]. 东方食疗与保健. 2016，10（2）：62.

[7] 黄照杰. 介入治疗急性心肌梗死合并多支血管病变的术中护理与配合研究 [J]. 东方食疗与保健. 2016，10（2）：93.

[8] 张洪波，王杰萍，佟秀梅，等. 分级诊疗背景下三级医院与社区协作慢病管理分析 [J]. 解放军医院管理杂志，2019，26（9）：815-817.

[9] 曹志辉，朱焕芝，韩彩欣，等. 我国农村公共卫生服务体系改革策略 [J]. 合作经济与科技，2012：92-93.

[10] 刘锐，杨旦红，吴欢云，等. 通向健康中国的家庭医生签约服务模式比较

研究 [J]. 中国全科医生, 2020, 23 (25): 3139-3145.

[11] 肖蕾, 张太慧, 张雅莉, 等. 分级诊疗视角下家庭医生签约服务 "签而不约" 的原因及对策研究 [J]. 中国全科医生, 2018, 21 (25): 3063-3068.

[12] 王丹丹, 刘静敏, 尹文强, 等. 供需双方视角下农村地区家庭医生签约服务关键问题及对策研究 [J]. 中国卫生事业管理, 2019, 36 (6): 443-445.

[13] 李伟权, 黄扬. 政策执行中的刻板印象: 一个 "激活—应用" 的分析框架——以一个街道社卫中心的家庭医生政策执行为例 [J]. 公共管理学报, 2019, 16 (3): 1-15, 168.

[14] 张培林, 颜维华, 高小玲, 等. 我国台湾地区 RBRVS 实践路径及其政策启示 [J]. 卫生经济研究, 2020, 37 (1): 28-32.

[15] 吴倩倩, 尹文强, 马赫, 等. 基于史密斯型的家庭医生政策执行情况研究 [J]. 中国全科医学, 2018, 1 (22): 2655-2659.

[16] 王良晨, 葛敏, 江萍, 等. 社区居民对家庭医生签约服务的认知与意愿研究 [J]. 中国全科医学, 2018, 21 (4): 401-406.

[17] 赵春文, 李子鑫, 柳松艺, 等. 基于霍恩-米特模型的家庭医生签约服务政策执行障碍因素分析 [J]. 中国卫生事业管理, 2020, 37 (12): 884-887.

[18] 姚银蓥, 周亮亮, 熊季霞, 等. 我国家庭医生签约服务现状的系统评价 [J]. 中国卫生事业管理, 2019, 36 (3): 168-171, 210.

[19] 王旭. 基于霍恩-米特模型的上海市家庭医生政策执行问题研究 [D]. 上海: 华东师范大学, 2018: 35-46.

[20] 邓诗姣, 刘心怡, 陈文, 等. 家庭医生签约服务工作现状与满意度分析 [J]. 卫生经济研究. 2022, 39 (2): 78-84.

[21] 张倩倩, 郑亚君, 李红丽, 等. 兰州新区家庭医生签约居民续签意愿及影响因素研究 [J]. 中国全科医学, 2019, 22 (7): 789-793.

[22] 龚超, 刘春雨, 薄云鹊, 等. 基于 AHP 和灰色关联分析的家庭医生签约服务质量评价 [J]. 中国初级卫生保健, 2020, 34 (6): 7-11.

[23] 窦雄, 郑传芬, 武书兴, 等. 我国家庭医生服务现状及对策研究进展 [J].

现代医药卫生，2021，37（2）：229-232.

[24] 杨金侠，张并立，陈凯，等.乡村医生签约服务评价指标体系构建研究
[J].中国卫生事业管理，2016，33（4）：252-254，299.

[25] 木洁.以个案为例探讨云南省基层医疗机构家庭医生签约服务中的问题与
对策[J].中国医疗管理科学，2020，10（4）：40-44.

[26] 常园园，徐鸿彬，乔岩，等.国外家庭医生签约服务及其对我国的启示
[J].中国卫生政策研究，2020，13（5）：50-53.

[27] 史大桢，马文翰，赵亚利.北京城5区家庭医生签约服务团队构建及合作
现状的定性研究[J].中国医药导报，2020，17（24）：59-62.

[28] 陈皓阳，付硕雄，莫雯茜，等.家庭医生团队的优化研究——基于团队效
能模型[J].卫生经济研究，2022，39（2）：54-57.

[29] 杜学鹏，零春晴，吴爽，等.我国家庭医生激励机制研究——基于波特-劳
勒综合型激励模型[J].卫生经济研究，2019，36（3）：22-25.

[30] 李红美，高原，毛琪，等.家庭医生签约服务对慢病患者卫生服务利用的
影响研究[J].卫生经济研究，2019，36（11）：38-40，43.

[31] 贾利利，薛秦香，李琴琴.国内外家庭医生制度基本情况比较分析[J].
价值工程，2018，37（22）：28-29.

[32] 赵春文，李子鑫，柳松艺，等.基于霍恩——米特模型的家庭医生签约服务
政策执行障碍因素分析[J].中国卫生事业管理，2020，37（12）：884-887.

[33] 李皓，李金林，朱镜蓉.基于胜任力的家庭医生团队中全科医生薪酬激励
机制研究[J].中国全科医学，2020，23（1）：19-24.

[34] 黄锦玲，王慧，曾志嵘.我国家庭医生签约服务绩效评价研究[J].中国
卫生事业管理，2020，37（4）：252-255.

[35] 张志霞，孙骏玉，方鹏骞."十四五"期间我国家庭医生发展与改革路径探
析[J].中国卫生事业管理，2021，38（8）：567-569.

[36] 李泽，王松林，赵静，等.基于CiteSpace的中国家庭医生签约服务研究热
点和趋势分析[J].中国全科医学，2019，22（22）：2675-2680.

[37] 徐书贤.家庭医生：要"签而有约"[J].中国医院院长，2018，14（1）：

26-27.

[38] 白剑峰. 医改十年——居民就医负担逐步减轻 [N]. 人民日报. 2020-07-20 (2).

[39] 孙彩霞, 司驷骏, 蒋锋, 等. 我国家庭医生签约服务绩效评价体系构建研究 [J]. 中国全科医学, 2021, 24 (34): 4378-4385.

[40] 王芳, 刘利群. 家庭医生签约服务理论与实践 [M]. 北京: 科学出版社, 2018.

[41] 国家卫生健康委南京人口国际培训中心. 家庭医生签约服务工作指导手册 [M]. 北京: 人民卫生出版社, 2020.

[42] 吴爽, 赵燕, 曹志辉. 家庭医生签约服务制度研究 [M]. 北京: 中国国际广播出版社, 2017.

[43] 沈晨光. 世界新型国家医生服务系统与国民联合健康保障体系构建 [M]. 北京: 中国书籍出版社, 2018.

[44] 上海市医学会全科医学分会. 家庭健康的守护人: 全科医生 [M]. 上海: 上海科学技术出版社, 2017.

[45] 张新平, 胡明. 家庭医生签约药学服务清单研究 [M]. 武汉: 华中科技大学出版社, 2020.

[46] 张奎力. "家庭医生"来了吗? 农村社区医生和居民契约服务关系研究 [M]. 北京: 中国社会科学出版社, 2020.

[47] 国务院医改办. 关于印发推进家庭医生签约服务指导意见的通知 [Z]. 2016.

[48] 石欧敏. 全科团队服务模式及相关政策研究 [D]. 武汉: 华中科技大学, 2014: 42-43.

[49] 唐圆圆, 魏晓瑶, 高东平. 国外家庭医生服务模式 [J]. 中国初级卫生保健, 2015, 29 (2): 9-11.

[50] 薛秦香, 雷梦微, 孙彦, 等. 社区家庭医生签约服务面临问题及相关政策研究 [J]. 中国医学伦理学, 2017, 30 (1): 105-108.

[51] 颜星, 肖双, 苟正先. 家庭健康契约式服务的开展现状研究 [J]. 中国全

科医学，2016，19（10）：1133-1136.

［52］胡成华，李菲，卓儒红，等.社区家庭医生团队服务模式实践探索［J］.中国社会医学杂志，2017，34（3）：268-271.

［53］李星蓉，高镜雅，许航，等.推进家庭医生签约服务过程中存在的困境及对策分析［J］.科技经济导刊，2018，26（14）：213-215.

［54］钟佳.家庭医生政策执行困境及其化解研究［D］.西安：电子科技大学，2018：25.

［55］张艳春，秦江梅，张丽芳，等.英国质量产出框架对我国家庭医生签约服务激励机制启示［J］.中国卫生经济，2017，36（12）：116-119.

［56］江萍.家庭医生服务模式的制度特征及效率评估——基于上海长宁区的实践［J］.中国医疗保险，2014（4）：31-33.

［57］殷东，张家睿，王真，等.中国家庭医生签约服务开展现状及研究进展［J］.中国全科医学，2018，21（7）：753-760.

［58］浦雪，耿书培，曹志辉，等.国家基本公共卫生服务项目实施效果研究［J］.卫生经济研究，2018（3）：17-20.

［59］耿书培，浦雪，曹志辉，等.国家基本公共卫生服务实施效果及影响因素研究［J］.中国全科医学，2018，21（1）：18-23.

［60］许航，曹志辉，吴爽.基于内容分析法的我国家庭医生签约服务政策分析［J］.中国全科医学，2018，21（22）：2647-2654.

［61］宋大平，张植晟，崔雅茹，等.家庭医生签约服务助力医药费用控制的实证探讨［J］.中国卫生经济，2020，39（3）：69-71.

［62］王成.构建以制度建设为核心的医联体管理体系［J］.卫生经济研究，2016（9）：35-37.

［63］张培林，阳光，潘金国，等."四定模式"在促进紧密型医联体分级诊疗中的地位与作用［J］.中国医院，2018（3）：50-51.

［64］张瑞华，孙渤星，何思长，等.成都市医联体的实践探索与思考［J］.现代医院管理，2016（3）：25-26.

［65］黄庆辉，胡敏.医联体建设的模式分析和国际经验借鉴［J］.中国医院，

2015（10）：15-19.

［66］梁思园，何莉等. 我国医疗联合体发展和实践典型分析［J］. 中国卫生政策研究，2016（5）：27-29.

［67］张雷，顾民，王晓东等. 区域医疗联合体的发展策略研究［J］. 中国卫生质量管理，2014（2）：32-35.

［68］王成. 构建以制度建设为核心的医联体管理体系［J］. 卫生经济研究，2016（9）：35-37.

后 记

　　家庭医生签约服务是让医生和居民签订合约，使彼此建立一种长期稳定的合作关系，由家庭医生为居民提供高质量的服务，提高居民的健康水平。这一服务模式始终将居民的健康放在首位，服务于社区内的多个家庭，是实现健康中国战略目标的重要保障，也是为居民提供更完善的健康服务的重要举措。家庭医生签约服务于 2016 年正式开始，通过不断探索，服务模式更加完善，未来发展的道路也越来越清晰。2020 年家庭医生签约服务已经基本覆盖全国。新时代下，我党针对卫生和健康发展的实际情况，制定了新的方针，旨在提高全民的健康水平，实现《中华人民共和国国民经济和社会发展第十四个五年规划和 2035 年远景目标纲要》中提出的目标，在全国普及家庭医生签约服务模式，建立完善的绩效考核体系，所以笔者特别撰写了此书进行阐述。

　　本书吸收了笔者在家庭医生签约服务与绩效评价研究领域的历史积累，但更多的是呈现笔者近些年关于家庭医生签约服务与绩效评价研究的最新思考。在撰写过程中，无论是在整体结构的布局上，还是在具体章节内容的安排上，不敢追求面面俱到、包罗万象，只是将笔者认为相当重要的内容一一阐述。坦率地讲，本书还有很多地方需要补充、完善和提升，但由于能力和时间关系只能抱憾就此作罢，只有期待未来多多努力，同时希望广大有志于此研究的同仁，与我一道，为家庭医生签约服务与绩效评价研究作出更多更大的贡献。

　　日积月累，今天此书终于完稿，这一刻，笔者不由得长吁一口气，想起了为本书经历的日日夜夜，感受颇为深刻。这一路走来，伴随着艰难与痛苦，总结前人的经验，汲取精粹，探索研究，提出自己的理论观点，正是这份执着与坚持，让笔者获得了深刻的感悟，整本书在脑海里越来越清晰，艰难与痛苦过后萌生出了一些收获的甘甜。

本书为笔者承担的河北省社会科学基金项目，《河北省家庭医生签约服务绩效评价、影响因素及改善策略》的研究成果，课题号 HB19RK003。

本书脱稿付梓之际，笔者感慨万千，心中充满欣慰与感激。首先，在撰写过程中，笔者参考和借鉴了大量的相关著作，引用了一些数据资料，在此向这些文献的作者表示由衷的谢意；其次，要感谢学校领导、我的同事、各位老师及同行们，你们的关心、支持与帮助给予了我巨大的鼓励；最后，感谢出版社的有关领导与工作人员，感谢你们对本书的支持与指导。

刘磊　晏晓波　吴爽

2022 年 8 月